災害時の栄養・食糧問題

日本栄養・食糧学会
監修

板倉　弘重・渡邊　昌・近藤　和雄
責任編集

建帛社
KENPAKUSHA

Food and Nutritional Problems following the Great East Japan Earthquake and Tsunami Disaster

Supervised by
JAPAN SOCIETY OF
NUTRITION AND FOOD SCIENCE

Edited by
Hiroshige Itakura
Shaw Watanabe
Kazuo Kondo

©Hiroshige Itakura et al. 2011, Printed in Japan

Published by
KENPAKUSHA Co., Ltd.
2-15 Sengoku 4-chome, Bunkyoku, Tokyo 112-0012, Japan

序　文

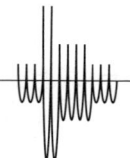

　本書は，東日本大震災の発生を受けて，急遽企画された緊急企画シンポジウム「Emergency Nutrition―災害時における栄養・食糧問題とその対策を考える―」に基づいて編集されたものである。

　最近，私たちは3回の大震災を経験した。1995年（平成7年）の阪神・淡路大震災，2004年（平成16年）の新潟県中越地震，そして今回の東日本大震災で，大震災の発生頻度としては未曾有のことである。こうした震災の度に頭をよぎるのは，被災された人々への食糧援助についてである。着の身着のままで避難してきた被災者にどのような食糧を援助すればよいのか。残念なことに栄養学的見地に基づいた指針はないか，あったとしても十分なコンセンサスを得ていない。そもそも，何も食べずに人はどのぐらい生命は長らえるものなのか。一般に水分補給が最も大事と言われているが，水はどの程度必要なのか。水の次に必要なのは何か。会社や学校の多くは，乾パンを備蓄しているようだが，乾パンは備蓄品として妥当なのか。このような問いに対してもまとまった答えは少ない。

　山で遭難したとき，板チョコレート1枚で助かった話は，よく聞く。チョコレートは，脂質を主として，炭水化物，たんぱく質の3大栄養素，そしてビタミン，ミネラルを加えて5大栄養素を持ち，さらに食物繊維，そして抗酸化物まで含んでいる。いわば完全食に近いので，登山者にとって必需品である。阪神・淡路大震災の際には，チョコレート，ココアを配ったか，該当の食品会社に尋ねたりもしたが，チョコレートとて非常食としてコンセンサスを得た話ではない。

　そうこうしているうちに，中越地震が起こり，今回の大震災である。東京で

も，帰宅困難者が大量に出現し，大学・会社で一夜を明かした人は多い。このときに，大学・会社では，主に乾パンが配給された。その日の夕食を乾パンだけで済ませた人もいる。

あらためて乾パンの歴史を繙くと，兵糧米として，江戸時代の前半まで遡ることができ，その後，明治維新，西南戦争，日清・日露戦争を経て，改良を加えられ，戦後も自衛隊で使用されている。江戸時代前半に作られたものが，未だに非常食の主流としての位置を占めていることに驚き，しかもこの21世紀の時代に，栄養学的観点からのきちんとした検証がないままであることにも驚かされた。

乾パンは150 g（1パック）で640 kcal, たんぱく質16.2 g, 脂質6.3 gが含まれている。一食の摂取エネルギーとしては十分だが，脂質，たんぱく質ともエネルギー比10％前後で，乾パンだけでは栄養素は不十分である。非常食として採用している自衛隊では，乾パンにソーセージなどの副食を加えている。

災害時に備蓄している水にしても乾パンにしても，いずれにしても，これまでの備蓄には，多分に経験的な面が強い。これは，きちんとしたデータに基づく備蓄なり，食糧援助が必要なのではないか。Emergency Nutritionとして，考えるべきではないのか。阪神・淡路大震災以降，板倉弘重先生と度々，話をしてきたことでもある。そこへ今回の大震災。日本栄養・食糧学会の石田均会長から，震災の援助となるようなシンポジウムを考えられないかとの依頼も受けた。そこで企画されたのが本シンポジウムである。

本シンポジウムでは，初めてのこともあり，時間の制約もあったので，栄養素は，たんぱく質，ビタミン，ミネラルに限り，時期も災害を受けてから数日間の初期段階に限定しての講演を依頼した。たんぱく質は岸恭一先生（名古屋学芸大学），ビタミンは柴田克己先生（滋賀県立大学），ミネラルは福岡秀興先生（早稲田大学）に，また，これまでの震災に対して行ってきた食生活支援の体制について須藤紀子先生（国立保健医療科学院・当時）に，大震災のときに病院で起こった実態について澤田勝寛先生（新須磨病院）に，座長を板倉弘重先生（茨城キリスト教大学），渡邊昌先生（生命科学振興会）にお願いした。本書で

は，さらに今回の大震災で，日本栄養士会が行った支援体制について，中村丁次先生（同会会長，神奈川県立保健福祉大学）に，中越地震での実態について門脇基二先生（新潟大学）に加筆頂いた。

　本書が，震災時の食糧備蓄，食糧支援の基礎資料として貢献できれば幸甚である。

　本書の出版には，建帛社の筑紫恒男氏，根津龍平氏に種々御尽力頂いた。心から御礼申し上げる。

　最後に，3月11日に発生した東日本大震災で被災された皆様に，心よりお見舞い申し上げるとともに，亡くなられた方々のご冥福と被災地域の一日も早い復興をお祈り申し上げる。

平成23年10月

近藤　和雄

も　く　じ

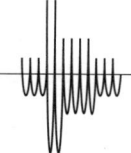

序　章　災害時への対応に向けて ……板倉弘重 …… *1*

第1章　災害時における栄養・食生活支援のための体制整備
　　　　……須藤紀子 …… *9*
　1．はじめに …… *9*
　2．自助・共助・公助の考え方 …… *10*
　3．備蓄の種類 …… *11*
　　（1）現物備蓄 …… *12*
　　（2）流通備蓄 …… *13*
　4．自治体の備蓄状況 …… *14*
　5．備蓄のあり方 …… *15*
　6．特殊食品 …… *16*
　7．炊き出し …… *17*
　　（1）炊き出し用献立の準備 …… *17*
　　（2）炊き出しへの人的支援 …… *18*

第2章　災害時に注意すべきたんぱく質不足の問題と対応
　　　　……岸　恭一 …… *21*
　1．災時の栄養問題 …… *21*
　2．飢餓時のエネルギー・たんぱく質代謝 …… *23*
　　（1）飢餓時のエネルギー代謝 …… *24*
　　（2）飢餓時のたんぱく質代謝 …… *25*

3．たんぱく質代謝とエネルギー代謝の相関 ································ *26*
　　（1）たんぱく質利用に対するエネルギー摂取量の影響 ············ *26*
　　（2）たんぱく質必要量に対するエネルギー摂取量の影響 ·········· *27*
　　（3）たんぱく質・エネルギー比率 ······································ *28*
　4．たんぱく質必要量 ·· *29*
　　（1）不可避窒素損失量 ·· *29*
　　（2）窒素平衡 ·· *30*
　5．たんぱく質欠乏 ·· *31*
　6．災害時のたんぱく質供給 ·· *32*
　　（1）災害時の食糧供給 ·· *33*
　　（2）災害時のたんぱく質必要量 ·· *33*
　7．まとめ ·· *34*

第3章　災害時に注意すべきビタミン不足の問題と対応
　　　　········柴田克己，福渡 努 ·· *37*
　1．はじめに ··· *37*
　2．ビタミンとは ··· *38*
　3．ビタミンの機能 ·· *42*
　4．ビタミン欠乏実験 ··· *44*
　　（1）脂溶性ビタミン欠乏実験 ··· *45*
　　（2）B群ビタミン欠乏実験 ·· *46*
　　（3）ビタミンC欠乏実験 ··· *51*
　5．潜在性ビタミン欠乏を推測する方法 ····································· *52*
　　（1）尿中のビタミン排泄量の測定 ······································· *52*
　6．ビタミン不足から脱却する方法 ··· *54*
　　（1）食品型ビタミンとビタミン剤の違い ······························ *54*
　　（2）新型食品を活用できる人材の育成 ································· *56*

第4章　災害時に注意すべきミネラル不足の問題と対応　……福岡秀興　…59
　1．はじめに　59
　2．災害発生からの時間経過（フェイズ）別対応　61
　　（1）災害発生から72時間以内（フェイズ0-1）　61
　　（2）災害発生4日から1か月（フェイズ2-3）　61
　3．災害時のミネラルに対する支援　63
　　（1）水・電解質　63
　　（2）ナトリウムと高血圧　65
　　（3）カリウム　67
　　（4）亜　　鉛　73
　　（5）マグネシウム　78
　　（6）カルシウム　83
　フランスにおけるホームレスに対する栄養学的援助：Vitapoche　87

第5章　災害時に学んだこと，伝えたいこと
　　　　　―日本栄養士会：東日本大震災　……中村丁次　……91
　1．支援活動のプロローグ　91
　　（1）地震緊急対策本部の立ち上げ　91
　　（2）アメリカＡＢＣニュースが，南相馬市の管理栄養士の訴えを報道　94
　2．実際の支援活動　95
　　（1）宮城県気仙沼市での支援活動　95
　　（2）岩手県での支援活動　96
　　（3）福島県いわき市での支援活動　97
　3．管理栄養士，栄養士による支援活動　98
　　（1）避難所内被災者全体の栄養状態の改善と悪化防止　98
　　（2）ハイリスク者への対応　99
　　（3）傷病者への栄養食事指導と病者用特別用途食品等の活用　99

（4）医療施設，福祉施設や在宅有病者への支援························100
　4．まとめ························100

第6章　災害時に学んだこと，伝えたいこと
　　　　　―病院現場から：阪神・淡路大震災·······澤田勝寛·············103
　1．はじめに························103
　2．大地震発生時の病院と地域の状況―当日から1年後まで·······104
　　（1）地震当日の様子························106
　　（2）発生1週間までの状況························109
　　（3）発生1か月後以降························112
　3．大震災を体験して························114
　　（1）大震災？　どこかで聞いた話························114
　　（2）裏切られた思い込み························115
　　（3）クラッシュ症候群························115
　　（4）トリアージ························116
　　（5）ライフライン························117
　4．震災から得られた教訓の数々························118
　　（1）建造物や設備の備え························118
　　（2）組織体としての備え························119
　　（3）医療面の備え························120
　　（4）情報の備え························120
　5．危機管理のこと························121
　6．おわりに························122

第7章　災害時に学んだこと，伝えたいこと
　　　　　―有効な非常食・災害食：中越地震·······藤村　忍，門脇基二···125
　1．中越地震・中越沖地震························125
　2．災害食························125

（１）災害食とは ……………………………………………………… *125*
　（２）なぜ新潟で災害食の研究なのか ………………………………… *127*
 3．被災生活における食と生活の問題 ………………………………………… *127*
　（１）被災生活における食と生活の状況
　　　　―中越地震被災生活アンケートから― ………………………… *127*
　（２）災害食の必要性 …………………………………………………… *131*
　（３）災害時の食を必要としている人々 ……………………………… *132*
　（４）ストレスを和らげるための食事 ………………………………… *132*
　（５）排泄の問題 ………………………………………………………… *134*
　（６）避難所での生活状況
　　　　―生活７領域の各領域における実態，問題対策― …………… *135*
 4．現在の非常食・災害食と開発状況 ………………………………………… *135*
 5．環境に優しい災害時の食事対応 …………………………………………… *137*
 6．中越沖地震で起きたこと …………………………………………………… *138*
 7．東日本大震災の対応 ………………………………………………………… *139*
 8．まとめ：災害時の食によるトラブルを減らすために …………………… *139*

第8章　災害時における栄養・食糧問題―まとめ　　渡邊　昌　*143*

 1．東日本大震災の状況 ………………………………………………………… *143*
 2．エネルギーとたんぱく質摂取の問題 ……………………………………… *144*
 3．ビタミン摂取の問題 ………………………………………………………… *147*
 4．ミネラル摂取の問題 ………………………………………………………… *148*
 5．食糧備蓄と物流 ……………………………………………………………… *148*
 6．災害から学ぶこと …………………………………………………………… *149*
 7．放射能汚染食品 ……………………………………………………………… *150*

さくいん ……………………………………………………………………………… *153*

序　章　災害時への対応に向けて

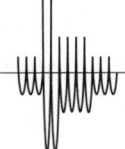

板倉　弘重*

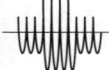

　2011年（平成23年）3月11日金曜日14時46分18.1秒，太平洋三陸沖深さ24 kmを震源とするモーメントマグニチュード9.0の大規模地震が発生した。地震に伴って発生した巨大な津波と，震度4以上が170回を越えて襲った余震で甚大な被害がもたらされた。さらに東京電力福島第一原子力発電所の事故は追い討ちをかけるように，広範で長期にわたり大きな影響を及ぼす災害が引き起こされている。

　この東北地方太平洋沖地震によりもたらされた東日本大震災による死亡者は9月末現在で約15,800人，行方不明者は約4,000人と報告されている。避難された方々の中には，健康を障害し亡くなられた方も少なくないと推察される。亡くなられた方々のご冥福を祈るとともに苦労をされている被災者の方々にお見舞い申し上げます。

　第65回日本栄養・食糧学会の開催を準備していたお茶の水女子大学の近藤和雄教授は東日本大震災の発生をうけて，急遽，緊急企画シンポジウム：Emergency Nutrition ―災害時における栄養・食糧問題とその対策を考える―をとりあげることとした。本書はこの緊急企画シンポジウムをもとに，災害栄養に関する情報をさらに広く伝えるためにまとめられたものである。大きな犠牲のもとに得られた教訓を生かして，現在進行中の，また，今後も発生が予測

＊　茨城キリスト教大学名誉教授

される災害による被害をできるだけ少なくすることが求められる。

　外界から食物を摂取しなければ生命を維持することはできない。健康の維持・増進に栄養は大切であり，必要とする水や栄養素を確保していかなければならない。同時に環境の整備も大切であり，清浄な空気，精神的な安らぎと十分な睡眠，適度の運動も必要であり，感染症対策もあわせて重要である。食物の摂取にあわせて排泄も大切な生理機能である。通常糞便排泄は1日1回あり，便秘や下痢は健康障害の要因となる。排尿は1日500 mL程度以上が望まれる。災害時にはこれらの通常の生理機能が障害されてくることが多い。

　災害発生時には水や食糧が不足することに始まり，さまざまな問題が発生し健康障害がみられる。災害時には空気汚染，塵埃などによる呼吸器障害，臭気や騒音，害虫，不安感などによる睡眠障害，食欲低下なども発生しやすく，また環境の衛生状態が劣悪となり感染症を伴って健康障害が悪化しやすくなるため，慢性疾患罹患者はさらに病態を増悪させてしまうケースが増える。

　今回の東日本大震災では，地震と津波による被害と，東京電力福島第一原子力発電所が大量の放射性物質を放出した原子力事故による被害と健康障害の点では，区別して考える必要がある。わが国での地震災害としては兵庫県南部地震による阪神・淡路大震災，新潟県中越地震と中越沖地震による災害が多くの人の記憶にとどめられ，その時の経験をもとに地震対策が記録されており，本書でも体験者からのアドバイスがとりあげられている。災害の経験から得られた貴重な多くの情報を体系化してまとめていくことは，これからも繰り返し人々を襲う災害からの被害を最小に導くために役立つことは間違いないと思われる。

　災害にはさまざまなものがあり，災害対策もそれに応じていく必要がある。日本の災害対策基本法では，災害を「暴風，豪雨，豪雪，洪水，高潮，地震，津波，噴火その他の異常な自然現象又は大規模な火事若しくは爆発その他その及ぼす被害の程度においてこれらに類する政令で定める原因により生ずる被害」（第2条第1号）と定義されている。「これらに類する政令で定める原因」には「放

射性物質の大量の放出，多数の者の遭難を伴う船舶の沈没その他の大規模な事故」（災害対策基本法施行令第1条）が定められている。歴史的に，また国際的な災害として戦争やテロなどによる武力攻撃，そこでは核兵器や生物兵器，化学兵器などさまざまな兵器が使われてきている。自然災害の中でも近年多くみられるものに異常気象があげられる。地球の温暖化に伴う暖冬，猛暑，旱魃などは食糧危機を引き起こす要因となってくる。インフルエンザやペストその他多くの感染症の蔓延，大流行に対する危機管理も大切である。バッタやイナゴなど生物の異常発生，隕石の落下・衝突など環境を急激に変化させる要因も災害にあげられる。

日本の歴史では痘瘡をはじめとする疫病の流行，風水害，干害，大火，火山噴火，地震，津波などさまざまな災害が繰り返し記録されている。江戸城は80回ほどの大火に見舞われており，江戸庶民の被災者はさらに多かったと推察される。天明の大飢饉は1783年に始まり1788年まで5年間続いている。

明治以降の地震・津波による死者・行方不明者1,000人以上の災害をみると，以下のように記録されている。

  1891年（明治24年）：濃尾地震（死者7,273人）
  1896年（明治29年）：明治三陸地震（死者21,925人）
  1923年（大正12年）：関東大震災（死者・不明10万5千人余）
  1927年（昭和2年）：北丹後地震（死者2,925人）
  1933年（昭和8年）：昭和三陸地震（死者・不明3,064人）
  1943年（昭和18年）：鳥取地震（死者1,083人）
  1944年（昭和19年）：東南海地震（死者・不明1,222人）
  1945年（昭和20年）：三河地震（死者2,306人）
  1946年（昭和21年）：南海地震（死者1,330人）
  1948年（昭和23年）：福井地震（死者3,769人）
  1995年（平成7年）：阪神・淡路大震災（死者・不明6,437人）

このほかにも多くの地震，津波の発生とそれによる被災者が報告されている。また近い将来に発生が予想される地震として南関東直下地震，東海地震，東南

海地震，南海地震，宮城県沖地震があげられている。

　災害が自然災害と人的災害に分けられることがあるが，地震や津波などの自然災害であっても，その被害は人為的な要因で変わってくることは明らかである。東日本大震災においてもそれが現れている。災害発生以前からの準備状態，現場でのとっさの判断，さらに災害直後から長期にわたる支援体制が被害の状態を左右することになる。わが国では，災害被災者の救助・支援に大きな役割を果たしてきた組織として自衛隊と日本赤十字社があげられる。

　災害対策として，避難訓練，防災訓練，ハザードマップ作成，防災の土木工事や耐震性の高い建造物づくりなど多くのことが行われているが，本書では特に栄養面からの災害対策として災害栄養学の確立を目標としている。

　災害発生時には水や食糧の確保がまず問題となることが多いが，災害のタイプによって，状況は大きく異なっている。外傷あるいは閉所に閉じ込められて，食物を摂取できないこともある。原発事故や化学的な事故などで広範に汚染された場合には速やかに退避することが必要であり，長期にわたる水や食糧の供給障害，広範な地域の汚染による食糧生産の不足が招来される。津波や火災，洪水などで備蓄されていた水や食糧が失われることもある。災害の状況に応じた対策が求められる。

　災害時の国際協力も大切であり，支援活動のためには災害の特徴と対策のあり方に関する知識を備えておく必要がある。主な自然災害の例としてあげられているのは，

① 地震：地震による津波，火災，がけ崩れ，地割れ，道路の寸断，建物や橋などの倒壊，液状化現象，ライフラインの寸断，断層の地表露出，貯蔵化学物質の拡散，津波による塩害

② 風水害，風害，水害，塩害：台風，低気圧，前線，竜巻などによる集中豪雨，堤防の決壊，洪水，がけ崩れ，土石流，地すべり，建物などの倒壊・破損，倒木，突風による電車の転覆，船舶座礁，農作物の被害，潮位上昇，高波，砂塵

③ 異常気象：低温（冷害），少雨（旱魃），冷夏，空梅雨，高温，猛暑，熱

波，暖冬
④　雪害：大雪による交通機関のまひ，電線の切断，雪崩
⑤　雷：停電，火災，交通機関のまひ
⑥　火山噴火：火砕流，溶岩流，火山弾，降灰，火山泥流，有毒ガス噴出，噴煙が太陽光を遮るための冷害，爆発による山体崩壊
⑦　自然火災：異常乾燥による森林火災
⑧　隕石の落下・衝突：落下時に形成される巨大な隕石孔，津波，気候の急変，冷害，砂塵
⑨　伝染病の蔓延・大流行，新規病原体による新興感染症，人畜共通感染症の流行，高毒性鳥インフルエンザ
⑩　生物の異常発生；バッタ，イナゴ，エチゼンクラゲ，赤潮（プランクトン），キシャヤスデ

などである．復旧に時間のかかるもの，災害地域の範囲が広範囲にわたるものなどに応じて対策を立てる必要がある．

　災害対策として，これまでの災害からの経験からいくつかのガイドラインが示されている．今回の震災にそれらのガイドラインがどのように生かされているか，実態調査と見直しが求められる．
　まず災害発生に備えての準備があげられる．水，食糧の備蓄が問題になる．食糧の備蓄に関する課題については，本書第1章にまとめられている．非常食，災害食あるいは防災保存食として，多くの食品が市販されている．缶詰，フリーズドライ食品，レトルト食品，乾パン，チョコレート，乾物類そのほか長期保存に適した工夫が開発されている．
　缶詰などはじめは軍用食として開発され，後に一般に広まった食品が保存食として利用されることが多い．アメリカは軍用チョコレートを開発し，士気高揚とカロリー補給を目的として高温でも簡単に溶けないように作られている．チョコレートはエネルギー補給だけでなく，ミネラルやビタミンの補給にも有用であると考えられる．軍隊が軍事行動中に兵員に配給される食糧をレーショ

ンと呼んでいるが，日本では野戦食，戦闘食などと呼ばれ，米飯が主体となることが多い。国際的には，難民や貧困層の子どもたちの栄養補給を考慮した強化食品なども考えられている。

人々は常に新鮮な食糧を手に入れることはできなかったので，塩蔵，糖蔵，乾燥，燻製，発酵などさまざまな食糧の保存方法を工夫してきた。腐敗を防ぎ，栄養素の劣化を防ぎ，さらに保存食を美味しく食べる工夫がされてきた。これからも新しい食品の開発が進められると期待される。

災害発生後の食事に関してもさまざまな課題が浮かび上がってきている。食事が摂取できる状態であれば，手元に備蓄してあった食糧，あるいは支給された食糧を摂取するが，どのような課題があるか災害を経験された方々の意見や調査報告は貴重である。また，本書で取り上げられているように，栄養素の中でも，どれを優先的にどの程度補給することが大切か科学的な試験研究に基づいた報告が必要と考えられる。

被災者が必要とする栄養素は健常者とどのように異なるか。被災者における栄養の特徴，ストレスなど精神的問題も含めて検討を要すると考えられる。

災害時には調理が困難な状況におかれる。温かく調理した食事が望まれる。災害時にはまずは近くの人々の助け合いが必要であり，それにできるだけ速やかな遠方からの人の支援が必要となる。人々の絆を日頃から形成し，また手元にある食糧を集めて炊き出しの訓練をしておくことは災害時に役立つのではないかと推察されるが，これに反対する人もいるようである。大なべを使って河川敷など，ガス，水道のひかれていないところで，お祭りとして炊き出しをする風習は，地域によっては災害時に生かされるのではないかと考える。

災害発生時には，合併症を持っている被災者の食事，妊婦，小児，高齢者など栄養弱者に対する食事をどうするかが課題である。特定の食物成分に対するアレルギーを有している場合にはその食品を避けなければならない。正確な表示と知識が求められる。先天的な酵素欠損症などによる代謝障害がある場合には，特別な配慮が必要になる。高頻度にみられる病態は脂質異常症，糖尿病，高血圧，腎疾患，脂肪肝などであり，食事によって病態が左右される。小児や

高齢者は，栄養障害で免疫力が低下して，感染症に罹患しやすくなるリスクが高くなる。

　これらの災害時における臨床栄養の特徴を研究し，実践の場に生かせるような教育体制を確立することも必要である。医科系大学の臨床栄養学講座に災害栄養学が組み込まれることが望まれる。

　災害の程度や種類によって，さまざまな状況が発生することが予想される。本書では現場でさまざまな事態に対応し苦労された状況が報告されている。その蓄積が成果として現れ，多くの人々の救済に役立つことが期待される。

第1章 災害時における栄養・食生活支援のための体制整備

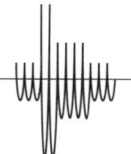

須藤　紀子[*]

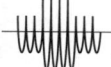

1. はじめに

　災害時における栄養・食生活支援の目的は，被災者の栄養状態を良好に保つことである（図1-1）。そのためには，被災者に提供する食事内容が適切でなければならない。しかし，提供すべき食事内容が検討され，どのような食事を提供すればよいかが明らかになったとしても，食事を作るための食材や熱源，人員が確保できなければ，適切な食事を提供することはできない。そのため，食材や熱源の備蓄や炊き出しへの人的支援を得るための体制づくりが必要となる。

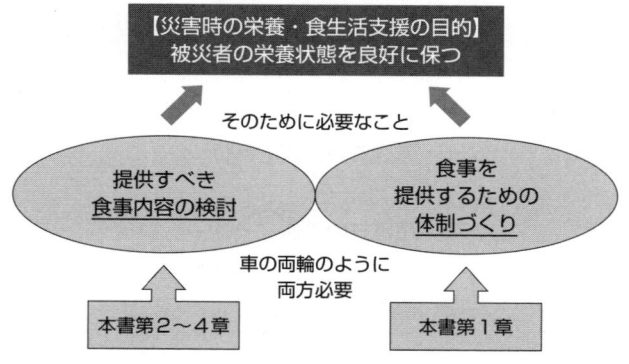

図1-1　災害時の栄養・食生活支援のために必要な二つの要素

---

[*]　お茶の水女子大学大学院人間文化創成科学研究科

2. 自助・共助・公助の考え方

　発災当日から数日間，流通や交通が復旧するまでの食事は，救援物資が外から入ってこないため，備蓄品でまかなうことになる。備蓄の考え方としては，どの自治体も最低3日分は家庭で備蓄することを呼びかけている。災害対策はまず自助ありきであり，公助は自助や共助で足りない部分を補うという位置づけになっている（図1-2）。実際，行政職員は住民100〜150人に1人しかおらず，すべてを行政に「してもらう」ことは不可能である[1]。備蓄についても，まず家庭での備蓄が基本となる。家庭の備蓄で足りない部分を市町村と都道府県の備蓄で補完するという3段構えになっている（図1-3）。しかし，家庭での備蓄率は，過去に震災を経験した地域であっても，総じて低いのが現状である。

自助	共助（互助）	公助
自助努力 自分の身は自分で守る	隣近所，地域社会，コミュニティの助け合い	自治体による支援
7 :	2 :	1
災害復興の主体は被災者	中心は自治会 （自主防災組織）	行政にできることは少ない

図1-2　災害と自助・共助・公助[1]

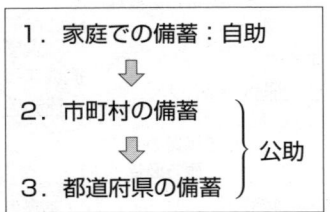

図1-3　備蓄の考え方
矢印は不足が生じた場合，補完する手順を示す。

奥田ら[2]は，阪神・淡路大震災から4年半経過した1999年，神戸市の公立高校に通う生徒の家庭200世帯を対象に質問紙調査を行った（回収率84％）。その結果，食品を備蓄している家庭は49％，ミネラルウォーターを備蓄している家庭は28％であった。備蓄は必要ないと思う理由としては，「もう震災は来ないから」が多くあげられていた。また，備蓄は「行政と家庭が両方すべき」と回答した家庭は28％にとどまった。

鈴木ら[3]は，2007年7月に発生した新潟県中越沖地震の際に，避難所で栄養指導を受けた被災者67名を対象に，震災から約半年後に家庭での備蓄について質問紙調査を実施した（回収率84％）。その結果，「日頃備蓄している」人は21％と少なく，「今後も備蓄しない」人は43％と多かった。今後も備蓄しない理由としては，「必要なときに購入すればよい」や「賞味期限のチェックが億劫」などがあげられていた。しかし，「必要なときに購入すればよい」という考え方や「いろいろな地方から救援物資が送られてくるので備蓄は不要」[2]という期待は，広域かつ甚大な災害のときには通用しないことが今回の東日本大震災で明らかとなった。

3. 備蓄の種類

市町村や都道府県の公的備蓄には，水や食糧などの現物を倉庫などに備蓄する「現物備蓄」と，協定を結んだ業者から必要なときに提供を受ける「流通備蓄」がある。両者のメリット・デメリットを表1-1に示す。

表1-1 現物備蓄と流通備蓄のメリット・デメリット

公的備蓄の種類	メリット	デメリット
現物備蓄	●現物がすぐ手に入る	●お金がかかる ●賞味期限が切れたら廃棄 ●保管場所の確保 ●保管場所が被災したら利用できない
流通備蓄	●常時新しい物資に更新される ●更新に伴う経費節約 ●保管場所が不要	●業者が被災したらダメ ●交通・流通がまひしたら機能しない

(1) 現物備蓄

　現物備蓄は実際に品物を購入し,保管しておくため,購入と保管のための費用が必要となる。賞味期限の到来までに災害が起こらなければ,廃棄にも費用を要する。東京駅周辺企業の備蓄食品の賞味期限後の処理をみても,52％が廃棄されているのが現状である[4]。保存性や即席性を優先して作られた非常食は,味覚の面で劣っていたり,配布に便利なように個別包装されている場合が多く,社員食堂などの大量調理には利用されにくいと考えられる。

　現物備蓄は,保管場所が被害を受けたら利用できなくなる。実際に,2004年の新潟県中越地震の被災市では,総合体育館の3階を備蓄物資の保管場所にしていたが,停電のため真っ暗で,どこに何があるのか見えず,またエレベーターも動かなかったため,備蓄物資を運び出すことができなかった[5]。1階が避難所となっており,避難所の運営に人手が割かれ,備蓄品の運び出しに手が回らなかった。このように備蓄があってもスムーズに運び出せる状況でなければ非常時の混乱の中での利用は難しい。

　全国の都道府県,保健所設置市,特別区を対象にした質問紙調査によると,「地域防災計画・ガイドライン・マニュアル等に,備蓄物資の保管場所が示されている」と回答した自治体は81％であった(表1-2)。さらに「その保管場所は停電で照明やエレベーターが使用できない状況でも物資の運び出しができるよ

表1-2　公的備蓄の保管場所

	都道府県	保健所設置市	東京都特別区	合計
回答者数	(n = 41)	(n = 50)	(n = 20)	(N = 111)
地域防災計画・ガイドライン・マニュアル等に,備蓄物資の保管場所が示されている	32 78.0	39 78.0	19 95.0	90 81.1
回答者数(前問で「示されている」と回答した者のみ)	(n = 30)	(n = 38)	(n = 18)	(N = 86)
その保管場所は停電で照明やエレベーターが使用できない状況でも物資の運び出しができるようになっている	25 83.3	33 86.8	17 94.4	75 87.2

平成17年度厚生労働科学研究による全国調査。上段:自治体数,下段:百分率。

うになっている」と回答したところは87％であり，特別区など小規模な自治体ほど，より詳細かつ具体的な準備が行われている様子がうかがわれた。

　震災の場合は，保管場所の建物が倒壊しない限り，備蓄品自体は損なわれずに利用することができる。しかし，東日本大震災のように津波の被害を受けた場合は，せっかくの備蓄品も利用できなくなってしまう。実際，気仙沼地域のある病院では，病院の1階に備蓄食品を置いていたため，濁流でドロドロになってしまった[6]。缶詰など，容器が頑丈なものは洗って使うことができたが，米などの多くの食品は使えなくなってしまった。一般家庭の非常食としてよく備蓄されているインスタントラーメンも梱包が衝撃に弱いため，備蓄品には適さないといわれている[7]。このように，どのような包装容器の食品を備蓄するかや，保管場所をどこにするかといった検討も重要である。横浜市では，市内の備蓄庫5か所のほか，小・中学校449か所を中心に，区役所，休日急患診療所，消防出張所など合計523か所に分散備蓄しているが[8]，リスクを分散させるという意味で，分散型備蓄は有効である。

（2）流通備蓄

　一方，流通備蓄は，自治体が購入した備蓄物資を企業の流通ルートにのせることにより，企業の倉庫に備蓄するもので，災害が起こらなければ賞味期限内に一般商品として売ってもらうことができるため，更新に伴う経費が節約できるうえ，保管場所が不要である（表1-1）。しかし，契約業者が被災したら物資を提供してもらうことはできないし，業者が被災しない場合でも，交通や流通がまひしたら機能しない。これまでの震災でも道路の寸断による交通のまひはみられたが，東日本大震災では，燃料（ガソリン）不足による物流の停滞が大きな問題となった。また，被災地に有効な通信手段がないことも支援活動を行ううえで障害となった。停電やネットワークの不通により，パソコンや電話・ファクスが使用できず，避難所の情報を収集するのも大変であった。避難者の人数が把握できなければ，必要な食数がわからず，通信手段がなければ，業者に食品を発注することもできない。防災行政無線はすべての都道府県に整備さ

れており，行政組織間の連絡には役立つが，一般業者にその設備はないため，受け手によっては機能しない[9]。

4. 自治体の備蓄状況

　各自治体が何をどれだけ備蓄するかという備蓄計画は，災害対策基本法に基づいて策定される地域防災計画に書かれていると思われる。地域防災計画はすべての自治体で策定されているが，被災者に直接支援を行う市町村の備蓄に関する記載について，その整備に関する相談や助言を行う立場の保健所にたずねた[10]。その結果，管内市町村の防災計画の中に行政として備蓄する水や食糧の品目や量が示されているかが，保健所によって把握されているのは，全体の62％（707市町村）であった。把握されている707市町村のうち，市町村防災計画の中に行政として備蓄する水や食糧の品目や量が「示されている」のは45％（320市町村），「示されていない」のは55％（387市町村）であった。おそらく，どの自治体の地域防災計画の中にも「備蓄」という言葉は入っており，備蓄については触れられているはずである。しかし，「備蓄に努める」などの文言にとどまっている場合が多い。具体的な品目や量が示されていなければ，何をどれだけ購入したらよいかの指針がなく，備蓄の整備にはつながりにくいことが危惧される。

表1-3　市町村の備蓄は防災計画の中に示されている品目や量を満たしているか（N＝320）

	北海道・東北	関東	甲信越・北陸	東海	近畿	中国	四国	九州・沖縄	合計
満たしている	21 31.3	21 29.6	13 32.5	21 48.8	18 48.6	12 60.0	6 46.2	7 24.1	119 37.2
満たしていない	18 26.9	19 26.8	16 40.0	6 14.0	3 8.1	5 25.0	7 53.8	13 44.8	87 27.2
わからない（把握していない）	23 34.3	26 36.6	11 27.5	8 18.6	12 32.4	2 10.0	0 0.0	6 20.7	88 27.5
無回答	5 7.5	5 7.0	0 0.0	8 18.6	4 10.8	1 5.0	0 0.0	3 10.3	26 8.1

平成18年度厚生労働科学研究による全国調査。上段：市町村数，下段：百分率。
県型保健所管理栄養士による管内市町村の状況把握。文献10)のデータを一部使用。

市町村防災計画の中に行政として備蓄する水や食糧の品目や量が示されている320市町村のうち，実際の備蓄がその品目や量を「満たしている」のは37%(119市町村)に過ぎなかった(表1-3)。満たしていない理由(複数回答)としては，「購入する予算がない，もしくは不足している」が56%，「保管場所がない，もしくは不足している」が30%であった。

5．備蓄のあり方

　東日本大震災では，被災地以外のスーパーなど小売店でも，棚から食料品が消え，しばらく補充されない事態となった。この首都圏にもみられた食料品不足の原因の一つは，供給量の減少である。地震で被災した工場があることに加え，燃料不足や計画停電によって被害を受けていない地域の工場や物流センターでも稼働率が低下し，供給量自体が減少した[11]。

　米も買い占めにより品薄になった商品の一つであるが，政府には約100万トンの備蓄米がある。需要の高まりに対応するため，たとえ政府が放出を決めたとしても，備蓄米は東北や北陸の産地近くに玄米の状態で保管されているため，精米や調達に時間がかかり，すぐには消費者のもとには届かない。

　今回の経験をふまえて備蓄のあり方を考えてみると，現物備蓄で近隣の倉庫に保管しておけば，調達に時間がかからず，すぐに利用することができる。物資の潤沢な平常時に現物を確保しておけば，災害による供給量減少の影響も受けずにすむ。しかし，この場合，問題は物資の購入と保管にかかる費用である。前項の調査でも，備蓄が整備されない理由として，予算の問題が最も多くあげられていた。実際に起こるかどうかもわからない災害のための備蓄よりも，より喫緊に予算を必要とする事業に配分が優先されてしまうのが現状であろう。そこで，食品の保存性だけを重視せずに，平常時に利用できる食品もストックし，給食施設等で利用し，回転させる仕組みをつくり，備蓄食品をランニングストックとして日常的に活用する方法も考えられる。実際に，病院を対象にした調査では，非常食の喫食方法として，67%が「日常献立で少しずつ使用」と

回答している[12]。しかし，病院の場合は，非常食を買う人と使う人が同じ栄養課の職員であるが，自治体の備蓄を管内の給食施設で利用してもらう場合は，買う人（＝自治体）と使う人（＝給食施設）が異なるため，難しいことが予想される。

　備蓄食品としては，ライフラインが復旧するまでの数日間利用する，水や調理のいらない従来型の非常食も必要であるが，いつまでも非日常的な食べ慣れない非常食を食べ続けることは被災者にとって苦痛となる。そこで，日常的な食品をランニングストックとして備蓄し，順次利用しながら，新しいものに買い替えていく仕組みづくりも必要である。備蓄食品は，①日持ちがよく，調理のいらない非常食と，②ランニングストックとして利用できる日常的な食品の二本立てで用意することが望まれる。

6．特殊食品

　これまでの震災でも指摘されてきたことであるが，災害時の混乱の中で，特殊食品を入手するのは，大変困難である（図1-4）。関係団体から特殊食品の救援物資が送られてきても，特別の受け入れ態勢が整っていないと，一般食品の中に紛れ込んでしまう。また，災害時要援護者の所在を把握し，配布する仕組みがないと，せっかくの救援物資も必要としている人に届けられない。しかし，災害時には，自らも被災者である自治体職員は災害業務に追われ，要援護者の把握にまで手が回らないのが実情である。災害時に食事に対する対応が必要となる人に対して迅速な支援が行えるよう，平常時から既存の台帳を整理し，リスト化するなどして，該当者の把握を行っておくことが望まれる。しかし，妊産婦や乳幼児，腎臓病や糖尿病などの慢性疾患患者の把握を，保健所・市町村とも行っていないという割合は半数を超えている[10]。災害時要援護者こそ自分で備蓄する必要があり，行政は「家庭での備蓄は3日分」という一般的な広報活動に加え，災害時要援護者に特化した備蓄の指導を，地域の医療機関と連携しながら進めていく必要がある。

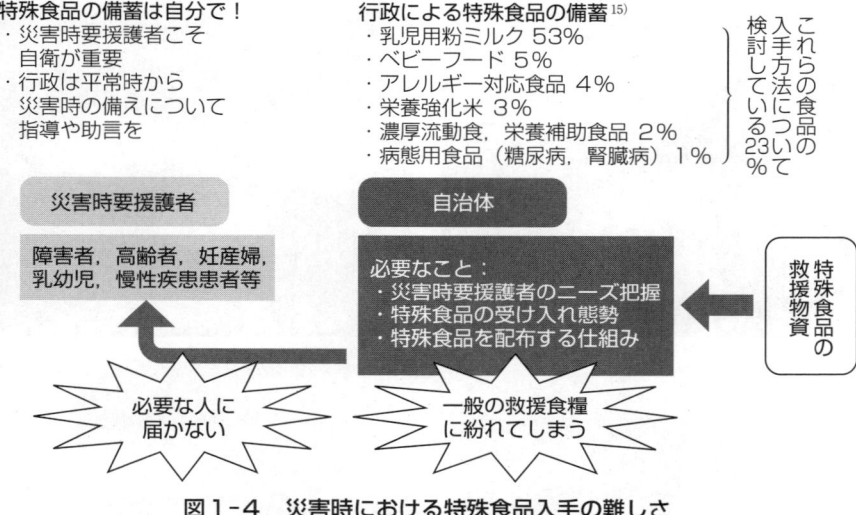

図1-4 災害時における特殊食品入手の難しさ

7. 炊き出し

　備蓄食品が米などの調理を要するものだった場合や，備蓄食品だけでは食事として成り立たない場合は，炊き出しを実施する必要がある。炊き出しの主体は，大きく分けて，ボランティア団体，自衛隊，市町村の三つである[13]。

(1) 炊き出し用献立の準備

　ボランティア団体による炊き出しは自己完結型が原則であり，献立作成から食材の調達まで，すべてボランティア団体が行う。自衛隊による炊き出し（図1-5）は人員及び炊き出し器材の差出しのみで，献立や食材は自治体が調達することになっている[14]。自衛隊や市町村の炊き出しに備え，最低でも1日3食7日分の献立を事前に作成しておくと対応がスムーズになる。しかし，地域防災計画，ガイドライン，マニュアル等の中に炊き出し用献立が示されている自治体は112か所中3か所（3％）に過ぎなかった[15]。

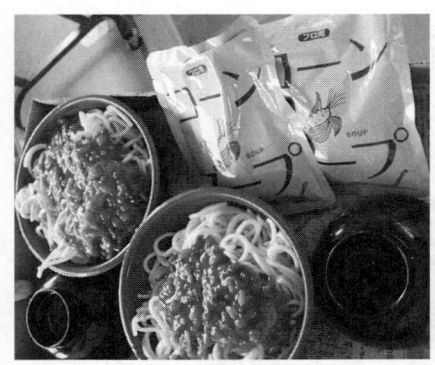
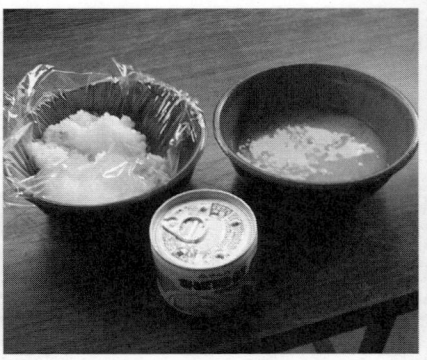
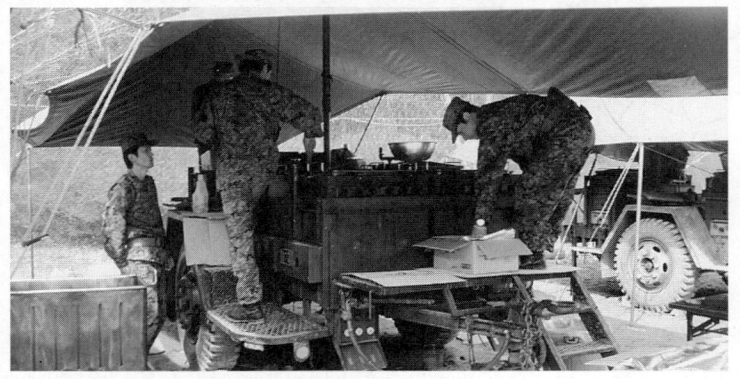

2011年4月7日の食事（朝食の提供もあり）
上左：昼食（スパゲッティとコーンスープ）
上右：夕食（ごはん，みそ汁，魚の缶詰）
下：「野外炊具」とよばれる移動式キッチン。
　　一度に200人分のご飯とおかずが調理できる。

図1-5　気仙沼地域の避難所における自衛隊による炊き出し

出典）社団法人日本栄養士会：web版災害緊急情報，2011；NO.16-2．（笠岡（坪山）宜代氏提供）

（2）炊き出しへの人的支援

　2010年度の市町村栄養士の配置率は83％である。単純に市町村栄養士数（3,323人）を市町村数（1,727）で割ると，1市町村あたり1.9人の配置となる。一つの被災市町村には通常複数の避難所ができるため，すべての避難所における炊き出しを市町村栄養士が担うのは不可能である。そこで，関係団体から人的支援を受けることになる。実際に，市町村が他機関からの人的支援を想定し

ている災害時の栄養・食生活支援活動として，最も多くあげられていたのは「炊き出し」であった[16]。人的支援を受ける団体としては，日赤支援団（49％）と自衛隊（48％）が最も多くあげられていた。日赤支援団も自衛隊も非常時を前提に作られている組織であり，災害時の支援活動には大きな期待が寄せられている。しかし，日赤支援団には栄養士はおらず，炊き出し内容の栄養管理には行政栄養士の管理が必要である。また，自衛隊の炊き出しの場合も，自治体に炊き出し献立の用意がない場合は，自衛隊に献立を用意してもらうことも過去の震災ではみられた。しかし，避難所のニーズに合わせた献立内容の調整を行政栄養士が行うことが望まれる。そのためには，避難所の食に関するニーズを把握するための食生活状況調査票や栄養相談記録票などの様式があると役に立つ。このような様式や炊き出し献立などは，各自治体で一から作成し始めるよりも，先進的な取り組みを行っている自治体が作成した既存のものを参考にしながら，地域に合わせて改変を加えていくようにすると効率的である。

　災害時の栄養・食生活支援においては，自治体の枠を超えた全国的な取り組みが求められる。関係者が協力し合いながら，体制整備に努めていく必要がある。

文　献

1）静岡新聞社編：東海地震，生き残るために，静岡新聞社，2007，pp.43-84.
2）奥田和子，西田文，望月陽子ほか：家庭における災害用備蓄食品，飲料水の備蓄—神戸市と焼津市の比較から—．甲南家政，2000；35（2）；21-40.
3）鈴木一恵，大橋庸子，神田里美ほか：新潟県中越沖地震時の栄養指導に関するアンケート調査．栄養学雑誌，2009；67（5）；357.
4）新潟大学地域関連フードサイエンス・センター編：これからの非常食・災害食に求められるもの（2），光琳，2008，pp.80-81.
5）須藤紀子，吉池信男：自然災害発生後の二次的健康被害防止のための自治体による栄養・食生活支援に関する全国調査，厚生労働科学研究費補助金健康科学総合研究事業「自然災害発生後の2次的健康被害発生防止及び有事における健康危機管理の保健所等行政機関の役割に関する研究」(主任研究者：大井田隆)平成17年度総括・分担研究報告書，

2006，pp.190-203.
6) 社団法人日本栄養士会：web版災害緊急情報，2011；NO.16-2．
7) 児玉陽司，高井鉄平，田代聖嗣ほか：震災非常食マニュアル，オークラ出版，2007，p.48.
8) 横浜市：横浜市防災計画資料編，2007，pp.431-432.
9) 山下徹監修：危機対応社会のインテリジェンス戦略　事例に学ぶ情報共有と組織間連携，日経BP企画，2006，p.59.
10) 須藤紀子，吉池信男：県型保健所管内市町村における災害時の栄養・食生活支援に対する準備状況．栄養学雑誌，2008；66（1）；31-37.
11) 麻田真衣，石川正樹，猪澤顕明ほか：検証！大震災．週刊東洋経済，2011；3月26日号；16-29.
12) 黒川正博，百々瀬いづみ，山本愛子：災害時の栄養管理—北海道内の病院における災害時の非常食の実態—．天使大学紀要，2004；4；1-9．
13) 新潟県福祉保健部：新潟県災害時栄養・食生活支援活動ガイドライン—実践編—～平常時の備えを進め，災害時に落ち着いて対応するための手引き～，2008，p.33.
14) 平成21年度地域保健総合推進事業：健康危機管理時の栄養・食生活支援メイキングガイドライン．財団法人日本公衆衛生協会，2010，p.121.
15) 須藤紀子，清野富久江，吉池信男：自然災害発生後の自治体による栄養・食生活支援．日本集団災害医学会誌，2007；12（2）；169-177.
16) 須藤紀子，澤口眞規子，吉池信男：災害時の栄養・食生活支援に関する協定についての全国調査．日本公衆衛生雑誌，2010；57（8）；633-640.

第2章 災害時に注意すべきたんぱく質不足の問題と対応

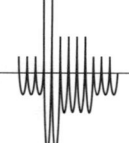

岸　恭一*

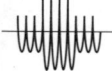

1．災害時の栄養問題

　国連世界食糧計画（World Food Programme）は，支援を要する緊急事態として次の五つをあげている。a.地震，洪水等の突然の災難，b.難民，住民の移住をもたらす人為的災難，c.旱魃，不作，ペスト等の疾病による食糧不足，d.市場の失敗，経済破綻などによる食物不足，e.その他。これらは，地震，洪水，飢饉などの自然災害と戦争，紛争，核爆発などの人為災害の二つに大きく分けられる（表2-1）[1]。災害はまた，地震のような突発的な災害と旱魃などの長期にわたる災害とに分けることもできる。

　いずれの災害においても，食物が不足し，栄養状態は障害される。特に，乳

表2-1　災害の種類と栄養異状

災害の型	例	開始	栄養異状	早期死亡率	後期死亡率
自然災害	地震，津波，台風，洪水，火山	速い	軽い	多い	少ない
	飢饉（旱魃）	遅い	重い	少ない	多い
人的／政治的	戦争，紛争，革命，毒薬	速い	軽い	多い	様々
	強制退去	遅い	重い	少ない	多い

*　名古屋学芸大学管理栄養学部管理栄養学科

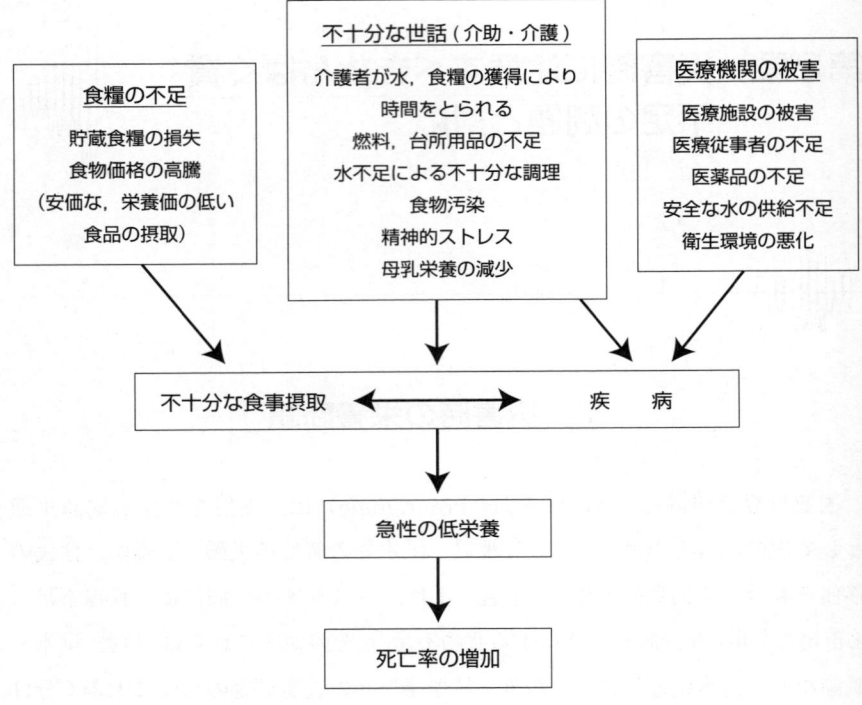

図2-1　災害時低栄養の主な原因
(UNHCR 2011[2])の図を改変)

幼児,高齢者,妊婦,授乳婦では著しい。低栄養を起こす背景には,主に食物,介護および健康管理の三つの側面がある(図2-1)[2]。災害時には,イ. 家庭や倉庫の食糧貯蔵がなくなり,市場にあっても価格が高騰して十分に買えず,食品数も少なくなり,微量栄養素が欠乏しやすくなる。ロ. 幼小児の世話が行き届かなくなり,精神的・身体的ストレスは増し,飲料水,燃料,台所用品などの不足のため調理は不十分となり,汚染された食物の摂取は感染症を招く。ハ. 病院機能の低下,医薬品の不足,衛生環境の悪化などは,被災者の健康を害し,感染症を広げる。

被災者の栄養管理には,水と食糧が最優先である。最低2,100 kcal/日 (1,900

〜2,400 kcal/日）のエネルギーと15〜20 L/日の水を確保しなければならない。不十分な食事は容易に低栄養状態を引き起こす。特に弱者（乳幼児，小児，高齢者，妊婦・授乳婦，病人）ではより顕著である。また，感染症による下痢・嘔吐は栄養状態をさらに悪化させる。

　たんぱく質は生命の基本的物質であり，体内に余分に貯蔵されないことから，毎日摂取する必要がある。食事たんぱく質の主な役割は，体たんぱく質や生理活性窒素化合物の合成の材料を供給することである。たんぱく質はエネルギー源としても重要であり，身体はエネルギー源としての利用を優先するため，絶食や飢餓で糖質や脂質からのエネルギー摂取量が不足した場合，摂取したたんぱく質の分解量は増し，たんぱく質欠乏を起こす。ここでは，まずエネルギー摂取量が不足したときのエネルギー代謝とたんぱく質代謝について考察し，その後，たんぱく質必要量について述べる。

2．飢餓時のエネルギー・たんぱく質代謝

　エネルギー摂取不足に対して，ヒトは3種類の適応を示す。一つは社会的／行動的適応で，身体活動を低下させ，エネルギー消費量を節約する。二つ目は生物学的適応で，体重や無脂肪体重（lean body mass）の減少により基礎代謝が低下する結果，エネルギー平衡は低いレベルで保たれ，低体重のまま維持される。第三は代謝適応で，代謝の効率を上げることにより代償し，体重や身体活動の変化を起こさずエネルギー平衡を保つ。この場合は身体に悪影響をもたらさない。

　歴史的なミネソタ実験の成績[3]では，摂取エネルギー量を3,492 kcal/日から1,570 kcal/日に減らして24週間続けたところ，体重は24%減少してほぼ一定値となり，通常の半分のエネルギー摂取量でエネルギー平衡は維持された。急激なエネルギー制限の初期2〜3日にみられる体重減少の70%は体水分によるもので，脂質が25%，たんぱく質が残りの5%を占める。12日目になると，それぞれ19%，69%，12%となり，脂質の割合が増す。24日目には85%と脂質の割

合がさらに増し，体重減少の大部分は脂肪の損失に由来する．このとき，たんぱく質の損失も15%に増加する[4]．

(1) 飢餓時のエネルギー代謝

脳は重量の割にはエネルギー代謝が活発で，安静代謝の1/5～1/4を占め，多量のエネルギーを消費する．しかし脳には血液・脳関門があるため，たんぱく質に結合した脂肪酸を取り込めないので，脂肪酸を神経のエネルギー源として利用することはできない．また，脳はグリコーゲンやトリグリセリド（中性脂肪）をエネルギー源として貯蔵できない．したがって，飢餓時といえども脳はグルコースを使い続ける．

肝グリコーゲンの分解により，1日弱はグルコースの必要量をまかなえる．

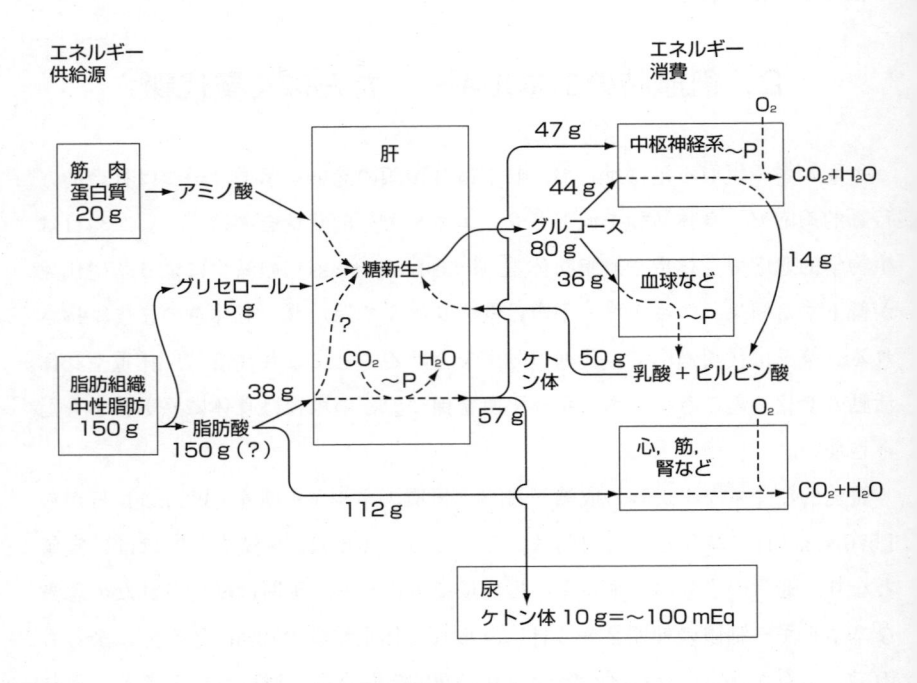

図2-2　絶食時のエネルギー基質の変化
（文献7）の図を引用した文献20）の図）

それ以降は，主に筋たんぱく質由来のアミノ酸を用いた肝臓と腎臓における糖新生に依存している[5]。糖新生の基質は第一にアミノ酸であるが，トリグリセリドの分解により生じるグリセロールも利用される。動物は脂肪酸をグルコースに変換できないが，ケトン体産生を介してグルコースを合成できる。すなわち，遊離脂肪酸からアセト酢酸となり，その1/3はアセトンに変換され，ついでアセトンの2/3はグルコースに変換されるのである[6]。

通常，脳はグルコースを唯一のエネルギー源としているが，飢餓が進行し，血液と脳脊髄液のケトン体（アセト酢酸，β-ヒドロキシ酪酸）濃度が増すと，グルコース利用を節約してケトン体を利用するようになる（図2-2）[7]。すなわち，脳が貯蔵脂肪からエネルギーを得ていることになる。その結果，アミノ酸からの糖新生は減少し，筋たんぱく質は節約される。実際，7.5gという少量の糖質投与で尿中窒素損失は半減できるという。

(2) 飢餓時のたんぱく質代謝

インスリンは筋たんぱく質合成を促進し，分解を抑制するが，絶食時には食事からのアミノ酸供給がなくなり，インスリン分泌が低下するので，筋たんぱく質の合成は低下し分解は亢進する。筋たんぱく質分解により遊離したアミノ酸は内臓器官に供給されて，内臓たんぱく質の合成や糖新生に利用され，血糖を維持させる。絶食初期の7〜10日間における窒素損失は10〜12 g/日であり，主に尿素として失われる。2〜3週後には，窒素損失は絶食初期の半分以下に低下する。このときの尿窒素の半分はアンモニアであり，これはケト酸産生によるH^+を緩衝するためである。$KHCO_3$を投与して尿をアルカリ性にすると，増加した尿中アンモニア排泄はなくなる[8]。2週間の絶食により，筋はエネルギー源をケトン体酸化から脂肪酸酸化へと移行させ，脳はグルコースの代わりに血中に増加したケトン体を利用する適応を示す。これらの適応の結果，筋たんぱく質分解は少なくてすみ，筋たんぱく質は節約される。

3. たんぱく質代謝とエネルギー代謝の相関

　食事たんぱく質は体内のたんぱく質や生理活性窒素化合物合成の材料を供給するために必須であるが，エネルギー源としての価値も大きい。アミノ酸の炭素骨格は代謝されてクエン酸回路を経由してATPを産生するとともに，糖新生の材料となりグルコースを供給する。生体はエネルギー要求を優先するので，エネルギー摂取量が不十分な場合は，摂取されたたんぱく質は体たんぱく質合成に回らず，分解されてエネルギー源として利用される割合が増す。逆に，エネルギー利用率はたんぱく質栄養状態に影響される。例えば，エネルギー平衡を維持できるだけのエネルギーを摂取していても，たんぱく質が不足すると体重は低下する。また，エネルギー消費量，特に食後の熱産生は高たんぱく質食の摂取で大きい。このように，たんぱく質代謝とエネルギー代謝は密接な関係があるので[9]，通常の食事と同様に災害時の食事においても両者の相互作用に留意する必要がある。

(1) たんぱく質利用に対するエネルギー摂取量の影響

　十分な食事が摂取できないと体たんぱく質は消耗するが，糖質あるいは脂質を補足すると消耗は抑えられる。これは，エネルギー摂取の増加により体たんぱく質分解が減少するためで，たんぱく質節約作用として古くから知られている[10]。エネルギーのたんぱく質節約効果はたんぱく質摂取量により異なり，低たんぱく質食では小さく，たんぱく質必要量を満たす摂取レベルでは効果は大となる[11]。吉村らは成熟ラットに5レベルのたんぱく質食を与え，各レベルでエネルギー摂取量をさらに5レベルに変えた合計25種類の飼料で3週間飼育し，体たんぱく質蓄積量を分析した[12]。その結果，いずれのたんぱく質食でも，エネルギー摂取量が増加するにつれて体たんぱく質量も増加したが，1 kcal当たりの増加量はたんぱく質レベルが高い方が大であった。このように摂取エネルギーの効果はたんぱく質摂取レベルによって異なり，エネルギー1 kcalの付

加は,体窒素を1〜2mg貯留させる効果を示す[13]。逆も真で,エネルギー摂取量が同じでも,たんぱく質摂取量が十分なときは不足のときよりもエネルギー蓄積量は大となる。

(2) たんぱく質必要量に対するエネルギー摂取量の影響

　上に述べたようにたんぱく質の体内利用はエネルギー摂取量により大きく左右されるので,たんぱく質最低必要量もエネルギー摂取量により変化する。筆者らは,男子大学生を被験者とし,全卵たんぱく質を用いて窒素出納法によりたんぱく質必要量を測定した[14]。エネルギー摂取量を4レベルに変えて,たんぱく質必要量に及ぼす影響を調べた結果,エネルギー摂取量が維持量の45 kcal/kg/日の場合,窒素平衡維持量は90 mg/kg/日であったが,不足の40 kcal/kg/日にすると124 mg/kg/日に増加し,逆に48あるいは57 kcal/kg/日とエネルギー摂取量を過剰にすると82あるいは67 mg/kg/日に低下した(表2-2)。窒素平衡維持レベルにおける正味たんぱく質利用効率(NPU)は,摂取エネルギーレベルが40,45,48,57 kcal/kg/日の場合,それぞれ37,50,56,68と大きな差がみられた。

　このように,窒素平衡維持に必要なたんぱく質摂取量はエネルギー摂取量により異なるので,たんぱく質栄養状態を正常に保つためには,たんぱく質摂取量に注意をはらうだけではなく,同時に摂取するエネルギー量にも留意する必要がある。

表2-2　たんぱく質必要量に及ぼす摂取エネルギー量の影響[14]

エネルギー 摂取量 (kcal/kg/日)	窒素平衡 維持量 (mg/kg/日)	NPU* (%)
40	124	37
45	90	50
48	82	56
57	67	68

＊正味たんぱく質利用効率

表2-3 日本人の食事摂取基準2010年版におけるたんぱく質平均必要量のP/E比[*1]

年齢 (歳)	男性			女性		
	たんぱく質 必要量 (g/日)	エネルギー 必要量[*2] (kcal/日)	P/E比 (%)	たんぱく質 必要量 (g/日)	エネルギー 必要量[*2] (kcal/日)	P/E比 (%)
1〜2	15	1,000	6.0	15	900	6.7
3〜5	20	1,300	6.2	20	1,250	6.4
6〜7	25	1,550	6.5	25	1,450	6.9
8〜9	30	1,800	6.7	30	1,700	7.1
10〜11	40	2,250	7.1	35	2,000	7.0
12〜14	45	2,500	7.2	45	2,250	8.0
15〜17	50	2,750	7.3	45	2,250	8.0
18〜29	50	2,650	7.5	40	1,950	8.2
30〜49	50	2,650	7.5	40	2,000	8.0
50〜69	50	2,450	8.2	40	1,950	8.2
70以上	50	2,200	9.1	40	1,700	9.4

*1　たんぱく質/エネルギー比
*2　身体活動レベルⅡの場合

(3) たんぱく質・エネルギー比率

　日本食品標準成分表では，可食部100g当たりの栄養素含量が示されている。しかし，エネルギー含量に対する栄養素含量の比率（すなわち栄養素密度）を用いる方が個々の食品あるいは食事の栄養的価値の評価にはより適している。この比をたんぱく質に適用するとたんぱく質・エネルギー比（P/E比）となる。P/E比はデンプン性食品のさつまいもの4％から，魚類のかつおの91％まで大きな幅がある。

　たんぱく質平均必要量をP/E比で表すと，日本人の食事摂取基準2010年版[15)]におけるたんぱく質平均必要量は，身体活動レベルⅡの場合，1〜2歳男児の6.0％から70歳以上女性の9.4％の範囲にある（表2-3）。

　P/E比は食事の質の評価指数として有用であるが，たんぱく質必要量を求める場合には，エネルギー必要量が必ずしもたんぱく質必要量と相関しないこと

から注意を要する。エネルギー必要量は身体活動量に比例するので，P/E比で表したたんぱく質必要量は座っていることが多い高齢の女性で最高となり，活動量の多い小児で最低となる[16]。

4. たんぱく質必要量

　たんぱく質は身体を構成し，酵素，ホルモンとその受容体，物質輸送体，筋収縮たんぱく質，免疫グロブリンなどとして多様な機能を果たし，生命の維持に必須の基本的な栄養素である。たんぱく質必要量を満たさない食事はたんぱく質欠乏症を呈し，健康が障害される。糖質はグリコーゲンとして肝や筋に，また脂質はトリアシルグリセロールとして脂肪組織に，それぞれ蓄えられており，食事を摂取しなくても2か月程度は生きていけるだけのエネルギーを貯蔵している。これに対して，必須栄養素のたんぱく質には貯蔵型が存在せず，必要量を超えて余分に摂取しても体内に貯蔵されない。したがって，体内に存在しているたんぱく質はすべて何らかの重要な役割を果たしており，それらの量が減少すると機能低下をもたらす。摂取が不足した場合は，背に腹は代えられないので，多量に存在しており生命の維持に直接関与しない骨格筋たんぱく質を分解し，遊離したアミノ酸を必要性のより高いたんぱく質の合成に回す。当然，筋力は低下し，野生の動物であれば敵から逃げ遅れ，殺されてしまう危険がある。

(1) 不可避窒素損失量

　たんぱく質代謝はたんぱく質摂取量に対して適応的に変化し，たんぱく質が不足すると分解を抑制し，体外に失われる窒素量を少なくする[17]（図2-3）。しかしこの適応には限界があり，たんぱく質を摂取しないときに零にならず，内因性の窒素が失われる。これは避けることのできない損失なので不可避窒素損失とよばれる。その量は，尿に34，糞に12，皮膚その他から12，合計58 mgN/kg/日であり[18]，たんぱく質に換算すると0.36 g/kg/日である。体重

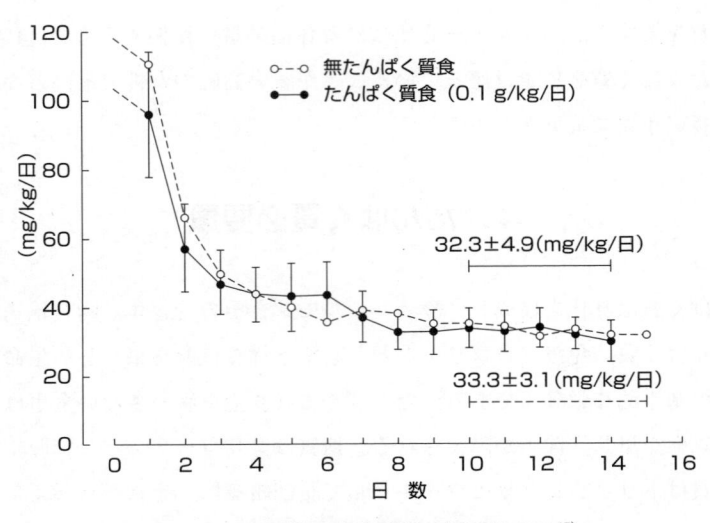

図2-3 内因性尿窒素排泄の経時的変化[17]

凡例: ○--○ 無たんぱく質食、●—● たんぱく質食（0.1 g/kg/日）
値: 32.3±4.9 (mg/kg/日)、33.3±3.1 (mg/kg/日)

60 kgの人では21.6 g/日となり，食事たんぱく質が100％利用されるとすれば，内因性のたんぱく質損失を補うには約22 g/日のたんぱく質を摂取すればよいことになるが，摂取たんぱく質が100％の利用率を示すことは通常ないので，実際はそれ以上摂取する必要がある。

不可避窒素損失量を測定できても，それを補うための食事たんぱく質の利用率がわからなければ必要なたんぱく質摂取量を求められない。そこで，1965年FAO/WHO報告[19]のたんぱく質必要量は，要因加算法で算出した不可避窒素損失量をもとにして，利用率が100％の仮想の"比較たんぱく質必要量"として算出した。しかし，それでは実生活におけるたんぱく質の食事摂取基準には使えないので，1973年のFAO/WHO報告[20]では，下記の窒素出納法で求めた窒素平衡維持量から直接たんぱく質必要量を算定した。

(2) 窒素平衡

成人では通常体内たんぱく質量は一定であり，窒素平衡状態が維持されているので，身体から失われる量に等しい窒素量を摂取すればよい。各個人でたん

ぱく質摂取量を3レベル以上に変え，個人別に窒素平衡維持量を測定した19の研究，225人の成績について，Randら[21]はメタ分析を行い，平均窒素平衡維持量として105 mg/kg/日，推奨量としては133 mgN/kg/日を得た。これらはたんぱく質量に換算すると，それぞれ0.66 g/kg/日，0.83 g/kg/日となる。妊婦には，妊娠初期，中期，末期でそれぞれ1，9，31 g/日，授乳婦には分娩後1か月目は19 g/日，6か月以降は12.5 g/日を付加する必要がある。これらの必要量は，エネルギーおよびその他の栄養素摂取量が十分な条件の場合であり，食事組成，環境条件，ストレスや疾病により変化する。窒素平衡維持量より算定されたたんぱく質必要量は最低の量と考えられ，また，たんぱく質食品には重要な微量栄養素とミネラルが含まれているので，たんぱく質をそれ以上に摂取する方が健康の維持に有益である。

5．たんぱく質欠乏

　実生活では純粋なたんぱく質欠乏症を示すことはほとんどなく，多少とも他の栄養素やエネルギー不足を伴う[22]。上に述べたように，たんぱく質代謝はエネルギー栄養状態により大きく影響され，必要量のたんぱく質を摂取していても，エネルギー不足の場合はたんぱく質がエネルギー源として利用され，たんぱく質合成に回る量が減少し，たんぱく質欠乏を起こす可能性がある。たんぱく質欠乏症とエネルギー欠乏症は切り離せないので，両者を合わせてたんぱく質・エネルギー栄養失調症（protein-energy malnutrition, PEM）という一つの症候群として扱われる[23]。その一端にたんぱく質欠乏症状が著しいクワシオルコル（kwashiorkor）があり，他端にエネルギー欠乏の著明なマラスムス（marasmus）が位置する。PEMはたんぱく質の必要性が高い1～3歳の小児が罹りやすい。クワシオルコルでは，体重減少，浮腫，筋萎縮，皮膚炎，毛髪の変化，低アルブミン血症，貧血を示し，脂肪肝や精神障害を伴うこともある。クワシオルコルは相対的なエネルギー摂取過剰状態にあり，皮下脂肪は比較的保たれる。PEMは，食事組成の問題や食物量の不足のほか，感染症（胃腸炎，

麻疹）による食欲不振や下痢などが誘因となる。

　先に述べたように，P/E比で表した身体活動レベルⅡの場合のたんぱく質必要量は6.0〜9.4%の範囲にある。われわれが日常摂取する食品のP/E比は，さつまいもでは4%しかないが，じゃがいもは8%，穀類でも7〜13%ある。質，消化吸収率，栄養阻害物質などの問題はあるが，肉類，魚介類，豆類を少し加えれば容易にたんぱく質必要量を満たすことができる。したがって，エネルギー必要量を満たす食事は通常ほぼたんぱく質必要量を満たすので，たんぱく質欠乏の発症にはたんぱく質摂取量の不足もさることながら，食物摂取量の絶対的な不足が主な要因となっていることが多い。

6．災害時のたんぱく質供給

　災害時の被災者の健康にとって，栄養・食糧以外に考慮すべき問題は多い（表2-4)[24]。通信，交通手段，道路，上下水道，トイレ，電気，ガスなどのイン

表2-4　緊急時の介入の際に必要な情報[24]

1. 人口の大きさ
2. 人口の地理的散らばり（キャンプ，宿泊地，他）と影響を受けている地域の地図
3. 年齢構成
4. 栄養状態の現状
5. 風土病と栄養欠乏
6. 購買力と解決策
7. 水の入手方法
8. 燃料の供給
9. 衛生手段
10. 土地への出入り
11. 市場価格と相対変換価（例えば，10 kgのトウモロコシに対しヤギ1匹）
12. 食品，種子，道具の入手しやすさ
13. 季節性
14. 収穫予測
15. 気象予測
16. 文化的信条，タブーと文化人類学的多様性
17. 政治と軍の状況と安全保障に対する脅威
18. 危機の進化とそれに横たわる原因

フラストラクチャー，気温，雨などの環境因子，衛生環境（感染防御），住居，医療体制などの状況により対処法は異なり，正確な情報を得て，適切な支援体制をとる必要がある。災害直後と被災が長引いた場合のような時間経過や対象者によっても対応は異なる。

(1) 災害時の食糧供給

食糧輸送手段が確保できたとしても，調理器具，ガス，電気などが停止した場合，調理不要の常温で保存可能な，カロリー価の高い食品が望ましい。

一般に，糖質と脂質はたんぱく質よりも安価であり，脂質はエネルギー含量が高いため嵩を下げ，輸送に好都合である。そこで災害時には，エネルギー含量が高くて嵩が低く輸送に便利な脂質を中心にし，糖質を少なくした食事が用いられる。非常食として缶詰，レトルト食品，インスタント食品，乾パンなどがあり，またたんぱく質性食品として高野豆腐などの大豆加工食品，魚の干物，塩豚，粉ミルクなどがある。

(2) 災害時のたんぱく質必要量

Owenら[25]は肥満成人における21日間の絶食実験から，体重1 kg当たり，1日当たりのアミノ酸と脂質の最低必要量をそれぞれ0.27 ± 0.08 g，1.53 ± 0.21 gと見積もった。また，エネルギー基質の平衡維持のためのグルコース最低必要量を0.99 ± 0.55 gと算定した。

厚生労働省は，避難所における食事提供のための当面の目標とする参照量として，エネルギー2,000 kcal/日，たんぱく質55 g/日としている。対象別では，15〜69歳については，たんぱく質は同じく55 g/日であるが，エネルギーは2,100 kcal/日である。これらの値は国勢調査で得られた性・年齢階級別の人口構成を用いて加重平均されたもので，個々人の栄養管理についてはそれぞれ個別に対処する必要がある。

ストレス時にはたんぱく質代謝は異化的となりたんぱく質必要量は増加するので，多めに摂取する必要がある。また，エネルギーや他の栄養素が不足する

と，たんぱく質利用率は低下するので，たんぱく質必要量は増加する。

　成長期には，エネルギーとたんぱく質の体重当たり必要量は成人よりも多く，また少量・頻回（3〜4回/日）に投与するのが望ましい。4〜6か月齢の乳児は母乳が唯一のたんぱく質供給源となり，2歳までは母乳が重要な食事部分である。

7．ま　と　め

　災害時の食事を考える場合，エネルギーと各栄養素の必要量を満たすだけではなく，温度，嵩，テクスチャー，調理の必要性，摂取頻度，栄養状態，身体状況など，対象者に応じたきめ細かな配慮が必要である。

　たんぱく質は生命の維持に最も基本的な物質であるが，災害時の栄養を考える場合，第一に優先されるのは水分摂取であり，次いでエネルギー源の確保である。災害の時期，対象となる者により差はあるが，成人の場合にたんぱく質は最優先事項ではない。たんぱく質は必須栄養素であり，体内に余分に貯蔵されないので毎日摂取する必要があるが，摂取が不足した場合，体たんぱく質分解を抑制し，尿中への窒素排泄を減少させる適応がはたらく。エネルギー摂取量が十分であれば，体たんぱく質の損失は最低に抑えられ，たんぱく質摂取により速やかに体たんぱく質量は回復する。しかし，成人では1日に2〜3gの窒素が失われ続けるので，できるだけ早期にたんぱく質性食品を摂取すべきであることはいうまでもない。特に，乳幼児，小児，妊婦，授乳婦などのいわゆる弱者にはエネルギーと同時に十分量のたんぱく質を投与しなければならない。

文　献

1）Shears P. : Epidemiology and infection in famine and disasters. Epidemiol Infect, 1991 ; 107 ; 241-251.

2）UNHCR : Guidelines for selective feeding : The management of malnutrition in

emergencies, 2011.
3) Keys A., Brozek J., Henschel A. et al. : The biology of Human Starvation, University of Minnesota, Minnesota, 1950.
4) Brozek J., Grande F., Taylor H.L. et al. : Changes in body weight and body dimensions in men performing work on a low calorie carbohydrate diet. J Appl Physiol, 1957 ; 10 ; 412-420.
5) Cahill G.F. Jr. : Survival in starvation. Am J Clin Nutr, 1998 ; 68 ; 1-2.
6) Reichard G.A. Jr., Haff A.C., Skutches C.L. et al. : Plasma acetone metabolism in the fasting human. J Clin Invest, 1979 ; 63 ; 619-626.
7) Cahill G.F. Jr. : Starvation. Trans Am Clin Climatol Assoc, 1983 ; 94 ; 1-21.
8) Sapir D.G., Chambers N.E., Ryan J.W. : The role of potassium in the control of ammonium excretion during starvation. Metabolism, 1976 ; 25 ; 211-220.
9) 岸恭一：タンパク質代謝とエネルギー代謝の相互作用．タンパク質・アミノ酸の科学（日本必須アミノ酸協会編），工業調査会，2007, pp.179-209.
10) Munro H.N. : Carbohydrate and fat as factors in protein utilization and metabolism. Physiol Rev, 1951 ; 31 ; 449-488.
11) Calloway D.H., Spector H. : Nitrogen balance as related to caloric and protein intake in active young men. Am J Clin Nutr, 1954 ; 2 ; 405-412.
12) Yoshimura Y., Kishi K., Matsumoto Y. : Quantitative effects of nitrogen and energy intakes on body composition of adult rats. Tokushima J Exp Med, 1982 ; 29 ; 173-178.
13) Kishi K., Inoue G., Yoshimura Y. et al. : Quantitative interrelationship between effects of nitrogen and energy intakes on egg protein utilization in young men. Tokushima J Exp Med, 1983 ; 30 ; 17-24.
14) Kishi K., Miyatani S., Inoue G. : Requirement and utilization of egg protein by Japanese young men with marginal intakes of energy. J Nutr, 1978 ; 108 ; 658-669.
15) 厚生労働省：日本人の食事摂取基準（2010年版），2009.
16) WHO : Protein and Amino Acid Requirements in Human Nutrition. WHO techn Rep Ser, 2007 ; No.935.
17) Inoue G., Fujita Y., Kishi K. et al. : Nutritive values of egg protein and wheat gluten in young men. Nutr Rep Int, 1974 ; 10 ; 201-207.
18) 厚生省：昭和54年改定日本人の栄養所要量，1979.
19) WHO : Protein Requirements. WHO techn Rep Ser, 1965 ; No.301, Geneva.

20) WHO : Energy and Protein Requirements. WHO techn Rep Ser, 1973 ; No. 522.
21) Rand W.M., Pellett P.L., Young V.R. : Meta-analysis of nitrogen balance studies for estimating protein requirements in healthy adults. Am J Clin Nutr, 2003 ; 77 ; 109-127.
22) 井上五郎, 岸恭一 : 低栄養, 栄養失調. 新内科学大系 第47巻B 代謝異常Ⅲb（吉利和ほか監修), 中山書店, 1977, pp.176-221.
23) WHO : Joint FAO/WHO Expert Committee on Nutrition 8th Report. WHO techn Rep Ser, 1971 ; No. 477.
24) 細谷憲政ほか監修 : ヒューマンニュートリション―基礎・食事・臨床―, 医歯薬出版, 2004, p.525.
25) Owen O.E., Smalley K.J., D'Alessio D.A. et al. : Protein, fat, and carbohydrate requirements during starvation : anaplerosis and cataplerosis. Am J Clin Nutr, 1998 ; 68 ; 12-34.

第3章 災害時に注意すべきビタミン不足の問題と対応

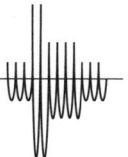

柴田　克己[*], 福渡　努[*]

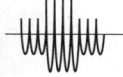

1. はじめに

　ビタミンの役割は一言で言えば代謝の潤滑油であり，その特徴は不安定で壊れやすいことである．常にビタミンの栄養状態を評価しないと，知らないうちに体内のビタミン量が減少し，潜在性ビタミン欠乏となる危険性がある．災害時には，特に，新鮮な食材料が得られにくい環境となり，保存食に頼らざるを得ない．日本においては，災害時には米を中心とした高炭水化物食，あるいは，食欲を高めるために甘い食品が好まれる．このような食環境では，平時よりもより一層ビタミン不足，特に水溶性ビタミン不足になりやすい．さらに，生体が「ストレス状態」にあるときは代謝が著しく亢進し，活動エネルギー消費量が高まり生体が臨戦態勢・有事状態となる．体が有事と認識すると，副腎が副腎皮質ホルモンを生成し，血糖値を上げてエネルギー産生を増大させる．このとき，副腎のはたらきを強化して，副腎皮質ホルモンの生成を促進させる作用をするのがパントテン酸とビタミンC，血糖のグルコースの代謝に必要な栄養素がビタミンB_1，ビタミンB_2，ナイアシン，パントテン酸である．したがって，ストレス状態が頻繁になると水溶性ビタミン不足に拍車をかける．

---

[*]　滋賀県立大学人間文化学部生活栄養学科

2．ビタミンとは

　ビタミンは，表3-1に示したように13種類がある。脂溶性ビタミンが4種類，水溶性ビタミンが9種類である。水溶性ビタミンは8種類のB群ビタミンとビタミンCに分類される。脂溶性ビタミンは「四つDAKE（ダケ）」と覚えるとよい。B群ビタミンは「ワン，ツー，ワン，ツー，ロク，ジュウニ，パパ，ナ，ビ，ヨ」と覚えるとよい。ビタミンB_1は「ビーワン」と読む。ビタミンB_2は「ビーツー」と読む。ビタミンB_6は「ビーロク」と読む。ビタミンB_{12}は「ビージュウニ」と読む。「パパ」はパントテン酸，「ナ」はナイアシンを，「ビ」はビオチンを，「ヨ」は葉酸を示す。

　13種類のビタミンの欠乏症の写真を表3-1にまとめた。ビタミンは，多量栄養素であるアミノ酸，糖質，脂肪酸のように化学構造的に同じ官能基があるわけではないので，ビタミン相互で補完することはできず，各々独立した機能を果たしているため欠乏症もさまざまである。

　脂溶性ビタミンにおいては，アルファベットにつく添え字，例えば，ビタミンD_2とビタミンD_3，あるいはビタミンK_1とビタミンK_2のように添え字が異なっても，アルファベットが同じであれば，構造式もほとんど同じであり，ヒトの体内においてまったく同じ機能を果たしている。一方，B群ビタミンではビタミンB_1とビタミンB_2のように，アルファベットの添え字が異なれば，まったく構造式も異なり，かつまったく異なる機能を果たす。

　ビタミンの化学構造には共通性はなく（表3-1），各々特異な生理機能を有している。表3-1にビタミンの必要量の概数（必要量とは欠乏を予防するために必要な最小量のこと），不足の指標ならびに欠乏症をまとめた。

2. ビタミンとは　39

表3-1　ビタミンの種類（1）

ビタミン名（該当する活性を有する主要な化学物質名）と必要量の概数	不足の指標（欠乏症のリスクが高くなる）と欠乏症
ビタミンA （レチノール：$C_{20}H_{30}O = 286.5$） 450 μg レチノール当量	肝臓中のビタミンA貯蔵量が20 μg/g未満になると欠乏症のリスクが高くなる。血漿中のビタミンA濃度は，低下すると肝臓から供給されるので，予防のための指標とはならないが，20 μg/L未満ではビタミンA欠乏と診断される。 乳幼児では角膜乾燥症（まず涙の分泌がとまり眼の表面が乾燥し，ついで二次的に細菌の感染が起こるため），成人では夜盲症である。また，皮膚および粘膜上皮細胞の角化が起こる（**写真a**）。
ビタミンD （コレカルシフェロール：$C_{27}H_{44}O = 384.6$） 5 μg	血漿25-ヒドロキシビタミンD濃度が50 nmol/L未満になると欠乏症のリスクが高くなる。 副甲状腺の肥大（血清カルシウム濃度の低下を防ぐために副甲状腺ホルモンを分泌し続けたことによる異常な生理作用のために起こる）。 小児ではくる病（**写真b**，骨および軟骨の石灰化不全を主な特徴とする。骨の変形が最も特徴的な臨床症状で胸郭変形と下肢骨変形が多い），成人では骨軟化症。
ビタミンE （α-トコフェロール：$C_{29}H_{50}O_2 = 430.7$） 8 mg	血漿α-トコフェロール濃度が14 μmol/L未満になると欠乏症のリスクが高くなる。 赤血球膜が酸化により破壊され，溶血性貧血（**写真c**）となる。 網膜の退化，筋肉の虚弱，腱反射の消失，神経刺激の伝達遅延。
ビタミンK （フィロキノン：$C_{31}H_{46}O_2 = 450.7$） 70 μg	血液の凝固因子に関する指標の一つであるプロトロンビン時間（Quick一段法：組織トロンボプラスチンと塩化カルシウム混合液を血漿に添加し凝固時間を測定）が13秒以上になると欠乏症のリスクが高くなる。 出血性素因を呈し，血液凝固が遅延，皮下出血（**写真d**）や消化管出血，歯肉出血，鼻出血，血尿，臓器出血などである。ときには筋肉内，関節内，脳内出血もみられる。
ビタミンB_1 （チアミン：$C_{12}H_{17}N_4OS = 265.3$） ビタミン$B_1$塩酸塩（チアミン塩酸塩：$C_{12}H_{17}ClN_4OS \cdot HCl = 337.3$） 1.0 mg	尿中のチアミンの排泄量がほとんど0の日が2週間ほど続くと欠乏のリスクが高くなる。 脚気（**写真e**，初発からきわめて進行的で，衰弱，筋力低下，やせ，精神障害が目立つ。乾性脚気では下肢の多発性神経炎，筋力減弱，腓腸筋けいれん，四肢の疼痛，反射消失，筋萎縮が主症状である。病状が進展すると，心不全につながることが多い。湿性脚気では浮腫が目立ち，心臓が心膜炎を起こして肥大化する）。

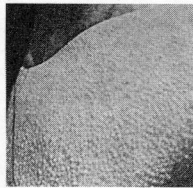

写真a　毛嚢角化：鳥肌に似ている 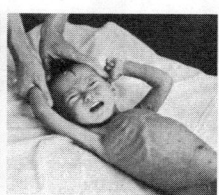　　**写真b**　くる病 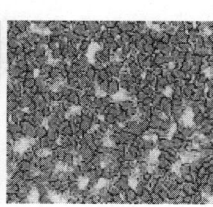　　**写真c**　溶血性貧血 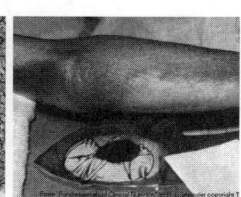　　**写真d**　血液凝固時間の遅延

表3-1 ビタミンの種類（2）

ビタミン名（該当する活性を有する主要な化学物質名）と必要量の概数	不足の指標（欠乏症のリスクが高くなる）と欠乏症
ビタミンB_2 （リボフラビン：$C_{17}H_{20}N_4O_6 = 376.4$） 1.1 mg	尿中のリボフラビンの排泄量がほとんど0の日が2週間ほど続くと欠乏のリスクが高くなる。 咽頭痛，舌炎，口角炎，口唇炎（写真f），陰部および肛門のかゆみと疼痛。脂漏性皮膚炎。
ナイアシン （ニコチンアミド：$C_6H_6N_2O = 122.1$） （ビタミンB_3と呼ばれることもある） 11 mgナイアシン当量	尿中のナイアシンの異化代謝産物，N^1-メチルニコチンアミドの排泄量が1 mg/日未満の日が2週間ほど続くと欠乏のリスクが高くなる。 ペラグラ（写真g，日光に暴露後に急激に初発する。皮膚徴候は，浮腫を伴った紅斑が，皮膚の露出部に現れ，ときどき急に再燃をくり返して進展し，落屑をきたして終わる。消化器症状としては，舌および頬粘膜が発赤し，光沢を帯び，ときには散布状にアフタを生じる。疼痛性の胃炎や，下痢を引き起こす小腸大腸炎がみられることもある。精神障害は，最も軽微なものとして，頭痛，めまい，不眠，不安があり，症状が重なるとついには，躁うつ病型の完全な痴呆病像を示す）。
ビタミンB_6 （ピリドキシン：$C_8H_{11}NO_3 = 169.2$） 1.0 mg	血漿中のピリドキサールリン酸濃度が30 nmol/L未満になると欠乏症のリスクが高くなる。 眼囲，眉毛部，口角に脂漏性皮膚炎，舌炎（写真h），多発性神経炎。
ビタミンB_{12} （シアノコバラミン：$C_{63}H_{88}CoN_{14}O_{14}P = 1355.4$） 2.0 μg	平均赤血球容積（Mean Corpuscular Volume; MCV）*が101以上，血清ビタミンB_{12}濃度が100 pmol/L未満，血清中のメチルマロン酸濃度が70 nmol/L以上になると欠乏症のリスクが高くなる。 巨赤芽球性貧血（写真i，DNA合成障害による）。内因子欠乏に起因する場合を特に悪性貧血と呼ぶ。貧血の一般症状（蒼白，倦怠，脱力，耳鳴，心悸亢進，息切れなど）の他に無効造血を反映して血清LDLの増加，血清ビリルビン増加がある。また，舌乳頭の萎縮を伴った舌炎がみられ，食事に際してしみる痛みがある。 神経障害として，脊髄の後索と側索の脱髄変形がある。症状は両側対称性に下肢あるいは趾指のしびれ，知覚鈍磨，知覚異常である。

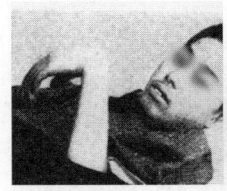

写真e 脚気

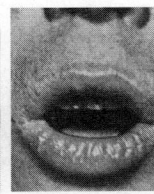

写真f 口唇炎，口角炎

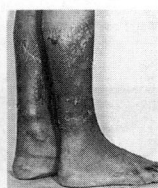

写真g ペラグラ

写真h 舌炎

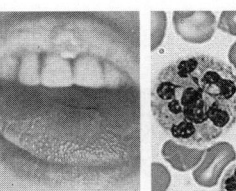

写真i 巨赤芽球性貧血

表3-1 ビタミンの種類（3）

ビタミン名（該当する活性を有する主要な化学物質名）と必要量の概数	不足の指標（欠乏症のリスクが高くなる）と欠乏症
葉酸 （プテロイルモノグルタミン酸：$C_{19}H_{19}N_7O_6 = 441.4$） （ビタミン$B_9$と呼ばれることもある） 200 μg	血漿中の葉酸濃度が7 nmol/L未満になると欠乏症のリスクが高くなる。 最も早期に現れる葉酸欠乏は舌の変化である。葉酸拮抗剤アミノプテリンの投与により20日目頃より舌尖、特に辺縁部における乳頭の発赤、肥大が認められる（**写真j**）。 巨赤芽球性貧血（DNA合成障害による）、大赤血球性貧血。
パントテン酸 （$C_9H_{17}NO_5 = 219.2$） （ビタミンB_5と呼ばれることもある） 5.5 mg	尿中のパントテン酸排泄量がほとんど0となる日が1か月程度続くと欠乏症のリスクが高くなる。 皮膚感覚の異常。人格変化（怒りやすくなる）。
ビオチン （$C_{10}H_{16}N_2O_3S = 244.3$） （ビタミン$B_7$と呼ばれることもある） 45 μg	尿中のビオチン排泄量がほとんど0となる日が1か月程度続くと欠乏症のリスクが高くなる。 結膜炎、乖離性皮膚炎（**写真k**）、皮膚や粘膜の灰色退色および落屑、筋肉痛、疲労感などがあり、血糖値が著しく上昇する。
ビタミンC （アスコルビン酸：$C_6H_8O_6 = 176.1$） 80 mg	血漿中のビタミンC濃度が50 μmol/L未満になると欠乏症のリスクが高くなる。 壊血病（**写真l**、初期には毛細血管が脆弱化し、皮下や粘膜から出血が起こり、全身の点状・斑状出血がみられる。重度の場合は歯の象牙質や骨の形成が悪くなる）。

* 平均赤血球容積（MCV）（fL，フェムトリットル=1×10^{-15} L）= 血液1 μL中の赤血球のしめる容積率（ヘマトクリット，Ht）/血液1 μL中の赤血球の数。例えば、血液検査でHtが40%、赤血球が450万個だった場合、MCVは、$(0.4 \times 10^{-6} \text{ L})/(4.5 \times 10^6) = 0.0888 \times 10^{-12}$ L$= 89 \times 10^{-15}$ L$= 89$ fL

写真a、b、f、hは『ビタミン学』より引用[1]
写真eは『栄養学の歴史』より引用[2]
写真gは『ラルース医学大事典』より引用[3]
写真kはBauchらの論文より引用[4]
写真iはTelepathology at the Department of Veterans Affairs VISN 6（http://www.va.gov/telepathvisn6/megalops.GIF）より引用
写真jはhttp://medical-dictionary.thefreedictionary.com/megaloblastic+anemia より引用
写真lはCenters for Disease Control and Prevention（http://phil.cdc.gov ID#:3998）より引用

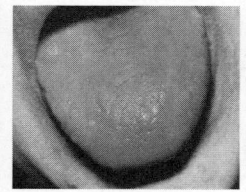

写真j　舌尖の乳頭の発赤、肥大 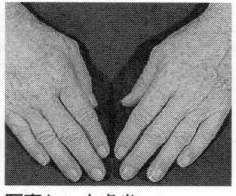　　写真k　皮膚炎 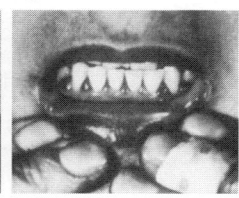　　写真l　壊血病

3. ビタミンの機能

ビタミンの機能を表3-2にまとめた。簡潔化すると，ビタミンAとビタミンDはホルモン作用，ビタミンCとビタミンEは抗酸化作用，ビタミンKと8種類のB群ビタミンは補酵素作用である。

表3-2 ビタミンの機能（1）

名称	補酵素名あるいは活性型名	代謝とのかかわりと主な酵素
ビタミンA	レチナール	明暗順応 ● 網膜の光受容器細胞に存在するロドプシン中の11-シス-レチナールが光によりオールトランスレチナールへ異性化するとロドプシンのたんぱく質部分であるオプシンが構造変化を起こし，会合しているGたんぱく質を活性化させ，セカンドメッセンジャーカスケードを引き起こす
	レチノイン酸	角化した上皮細胞の正常化，細胞分化の誘導 ● レチノイン酸受容体（RAR）は転写調節因子として機能 ● レチノイドX受容体（RXR）は，レチノールとその類縁化合物であるレチノイドの核内受容体の一つで，もう一つのレチノイン酸受容体（retinoic acid receptor；RAR）とヘテロ二量体を形成して転写因子として作用する
ビタミンD	$1\alpha,25$-ジヒドロキシビタミンD	骨塩量の維持 ● 小腸細胞に存在する$1\alpha,25$-ジヒドロキシビタミンD受容体（VDR）と結合して，カルシウム結合たんぱく質（CaBP）などの合成を誘導する。思春期前の女児の骨塩量がVDR遺伝子多型によって強い影響を受ける 細胞の増殖抑制，分化誘導作用，免疫調節作用 ● 骨髄性白血病細胞をマクロファージに分化 ● 皮膚の表皮細胞の分化を促進 ● リンパ球の活性化を調節 ● 単球・マクロファージ系細胞の破骨細胞への分化を促進
ビタミンE	α-トコフェロール	抗酸化作用 ● 細胞膜のリン脂質の不飽和脂肪酸の酸化を防止 免疫賦活作用 ● 成熟T細胞から放出されるインターロイキン2（IL-2）の産生を促進し，さらに，Tリンパ細胞でのプロスタグランジンE_2（PGE_2）の産生を抑制することでIL-2の産生を促進する。ただし，100 mg程度のビタミンEが必要である

表3-2 ビタミンの機能（2）

名称	補酵素名あるいは活性型名	代謝とのかかわりと主な酵素
ビタミンE	α-トコフェロール	血管障害の予防（アラキドン酸代謝の調節） ● 血小板凝集作用や血管収縮作用をもつトロンボキサンA_2（TXA_2）と血小板凝集抑制作用ならびに血管拡張作用を有するプロスタグランジンI_2（PGI_2）の比率を適正に維持する
ビタミンK	還元型ビタミンK	血液凝固の正常化 ● 血液凝固に必要なプロトロンビン前駆体たんぱく質中のグルタミン酸のγ位のカルボキシル化酵素 骨の強度の維持 ● 骨基質たんぱく質のオステオカルシン中のグルタミン酸のγ位のカルボキシル化酵素
ビタミンB_1	TDP（チアミンジリン酸）	糖質の代謝 ● ピルビン酸脱水素酵素（解糖系とTCA回路の橋渡しをする酵素） ● α-ケトグルタル酸脱水素酵素（TCA回路） ● トランスケトラーゼ（五炭糖リン酸経路） 分岐鎖アミノ酸代謝 ● α-分岐鎖ケト酸脱水素酵素
ビタミンB_2	FMN（フラビンモノヌクレオチド） FAD（フラビンアデニンジヌクレオチド）	脂質・糖質の代謝 ● ピルビン酸脱水素酵素（解糖系とTCA回路の橋渡しをする酵素） ● α-ケトグルタル酸脱水素酵素（TCA回路） ● コハク酸脱水素酵素（TCA回路） ● フラビンたんぱく質（電子伝達経路） ● アシル-CoA脱水素酵素（β-酸化経路）
ナイアシン	NAD^+（ニコチンアミドアデニンジヌクレオチド） $NADP^+$（ニコチンアミドアデニンジヌクレオチドリン酸）	糖質・脂質・アミノ酸の代謝，生体の還元状態の維持 ピルビン酸脱水素酵素（解糖系とTCA回路の橋渡しをする酵素） ● α-ケトグルタル酸脱水素酵素（TCA回路） ● グリセルアルデヒド3-リン酸脱水素酵素（解糖系） ● リンゴ酸脱水素酵素（TCA回路） ● グルコース6-リン酸脱水素酵素（五炭糖リン酸経路） ● 3-ヒドロキシアシルCoA脱水素酵素（β-酸化経路） ● ウロカナーゼ（アミノ酸代謝） ● UDP-グルコース-4-エピメラーゼ（UDP-グルコース⇌UDP-ガラクトース） たんぱく質のポリADP-リボシル化反応 ● 核内の機能性たんぱく質をポリADP-リボシル化することにより，DNAの修復，DNAの合成，細胞の分化に関与 細胞の寿命に関与 ● ヒストンデアセチラーゼ（アセチル化されたヒストンの脱アセチル化反応を行うことで，ヒストンとDNAの結合を強化し，DNAの複製を沈静化させる）

表3-2 ビタミンの機能（3）

名称	補酵素名あるいは活性型名	代謝とのかかわりと主な酵素
ビタミンB_6	PLP（ピリドキサルリン酸）	アミノ酸代謝 ●グルタミン酸オキザロ酢酸脱炭酸酵素（アミノ酸代謝） ●キヌレニナーゼ（アミノ酸代謝）
ビタミンB_{12}	アデノシルコバラミン メチルコバラミン	アミノ酸代謝 ●メチオニンシンターゼ（ホモシステインの消去と葉酸のポリグルタミン酸化反応の橋渡し） ●メチルマロニル-CoAムターゼ（分岐鎖アミノ酸と奇数鎖脂肪酸の代謝）
葉酸	THF（テトラヒドロ葉酸）	アミノ酸・核酸代謝 ●トランスホルミラーゼ（プリンヌクレオチドの生合成経路）
パントテン酸	CoA（コエンザイムA）	脂質・糖質の代謝 ●ピルビン酸脱水素酵素（解糖系とTCA回路の橋渡しをする酵素） ●α-ケトグルタル酸脱水素酵素（TCA回路） ●アシルCoA合成酵素（脂肪酸の生合成経路） ●3-ケトアシルCoAチオラーゼ（β-酸化経路）
ビオチン	ビオシチン	アミノ酸代謝・糖新生，脂肪酸生合成 ●アセチル-CoAカルボキシラーゼ（脂肪酸生合成経路） ●ピルビン酸カルボキシラーゼ（糖新生） ●β-メチルクロトニル-CoAカルボキシラーゼ（ロイシンの代謝） ●プロピオニルCoAカルボキシラーゼ（分岐鎖アミノ酸と奇数鎖脂肪酸の代謝）
ビタミンC		コラーゲン生合成 ●コラーゲンペプチド鎖中のプロリンの水酸化反応を触媒するプロリルヒドロキシラーゼの活性発現に必須 ●コラーゲンペプチド鎖中のリジンの水酸化反応を触媒する反応に関与

4．ビタミン欠乏実験

　災害時には，新鮮な肉類や野菜類を摂取することが少なくなる。そのため，ビタミン不足になりやすい食環境となる。一般的に，脂溶性ビタミンは体内の貯蔵量が高いため，欠乏症が起きにくい。一方，水溶性ビタミンは体内貯蔵量が低く，欠乏症が早く現れやすい。

（1）脂溶性ビタミン欠乏実験
1）ビタミンA欠乏実験

　ビタミンA欠乏食をヒトに投与したところ，300日後の血漿レチノール濃度は20 μg/dLとなり，軽微な貧血症状（ヘモグロビン濃度；12.6 mg/dL）を示し，360日後には血漿レチノール濃度が10 μg/dLにまで低下し，夜盲症となったという報告がある[5]。

　乳製品や緑黄食野菜を4か月間にわたって摂取していない場合でも，免疫機能の低下や夜盲症のような比較的軽微なビタミンA欠乏に陥ることはなかったと報告されている[6,7]。

2）ビタミンD欠乏実験

　血清中の25-ヒドロキシビタミンD（D_3）濃度が50 nmol/L以上あれば，血清中の副甲状腺ホルモンが上昇せず，骨密度が低下することはない。欠乏症は成長期ではくる病，成人では骨軟化症である。ヒトの表皮にはかなりの量のプロビタミンDである7-デヒドロコレステロールが存在しているため，紫外線（290～320 nm）に当たることさえすれば，ビタミンD_3を合成することができる。

3）ビタミンE欠乏実験

　ビタミンEは，細胞膜や細胞内小器官膜にまんべんなく存在しており，脂質が酸化される最初のステップを防止している。血清中の$α$-トコフェロール濃度が14 μmol/Lあれば，過酸化水素による赤血球の溶血反応を防止できる。

　ヒトにおけるビタミンE欠乏症は，未熟児にリノール酸を負荷した粉乳を与えた例[8]，血液中で脂質を運搬するたんぱく質である$β$-リポたんぱく質を欠損している無$β$-リポたんぱく質血症の小児に発症した報告[9]があるのみで，すべて特殊なケースである。

4）ビタミンK欠乏実験

　ビタミンKが欠乏すると血液が凝固しにくくなる。ビタミンKを制限した食事を摂取させると血清ビタミンK濃度は図3-1に示したように，数日間で急激に減少したが，血液凝固に関係するプロトロンビン時間は1か月ほど経過しても変化しなかった[10]，という報告がある。

図3-1　ビタミンK欠乏実験[10]

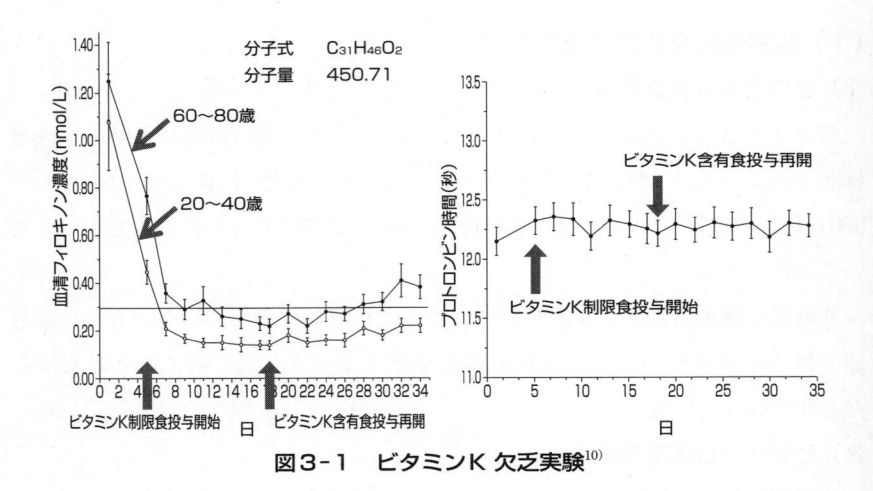

（2）B群ビタミン欠乏実験

1）ビタミンB_1欠乏実験

　ビタミンB_1欠乏食（表3-3）を投与し続けたときの血中と尿中のビタミンB_1濃度の変化を図3-2に示した。この報告によれば，「ビタミンB_1欠乏食投与12～18日後ごろより全身倦怠感，下肢の重量感。21日ごろより皮膚は光沢を欠き，顔貌も活気を欠く。また，食欲が急速に衰え，悪心がでてくる。28日ごろより膝関節の弛緩感，さらに，心臓の肥大が認められ，食欲は全く消失し，嘔吐し，ほとんど実験を継続するに耐えられなくなった」と記載されている[11]。ビタミンB_1欠乏食を投与すると，尿中へのビタミンB_1排泄量が急激に低下していたことから，尿中のビタミンB_1量の測定がビタミンB_1欠乏の予知に利用できると考えられる。

表3-3　脚気誘発食の一例

朝　食	味噌汁		昼　食	小雑魚	20 g	夕　食	昆布	6 g
	味噌	30 g		酢	2 g		出し雑魚	1.5 g
	ねぎ	25 g		醤油	15 g		醤油	15 g
	米飯	500 g		米飯	500 g		白砂糖	5 g
							米飯	500 g

山下政三：脚気の歴史，思文閣，1995の内容を参考にして著者推測した。

4．ビタミン欠乏実験　47

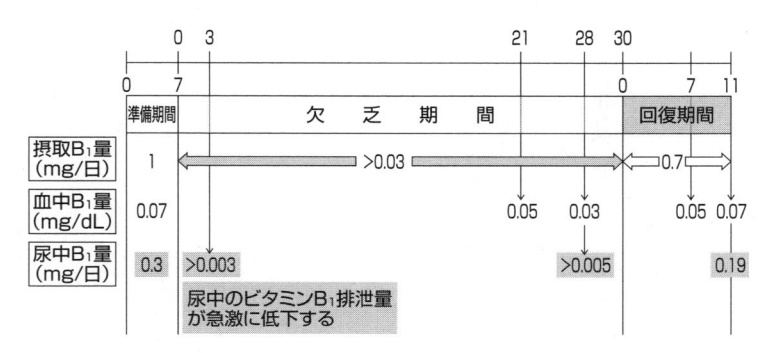

図3-2　ビタミンB₁欠乏実験[11]

2）ビタミンB₂欠乏実験

　ビタミンB₂欠乏食を投与し続けると，「4週あたりから6週にかけて咽頭痛の訴えにはじまり，舌縁痛，口唇外縁痛が起こり，歯ぐき，口腔粘膜より出血した。羞明，眼精疲労等を訴えた」と記載されている[12,13]。中川が報告したビタミンB₂欠乏食を表3-4に示した[12]。ビタミンB₂の尿中排泄量は，ビタミンB₂欠乏食を食べ続けさせると，図3-3に示したように，2週間までは急

表3-4　ビタミンB₂欠乏食の一例[12]

	調理名	材料	数量（g）
朝食	めし	白米	150
	汁	干たら タマネギ	10 50
	炒め物	ジャガイモ タマネギ 油	100 30 3
昼食	うどん	片栗粉 カゼイン タマネギ 干たら	100 10 30 10
	漬け物	キュウリ	50
間食	くずねり	片栗粉 砂糖	30 40
夕食	めし	白米	150
	コロッケ	ジャガイモ タマネギ カゼイン 油	100 40 10 20

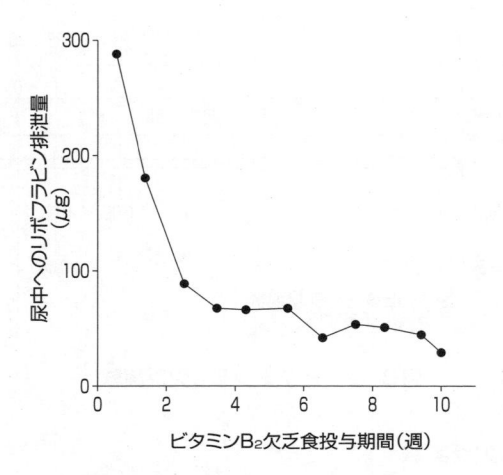

図3-3 ビタミンB_2欠乏実験[13]

激に減少し，それ以降の減少は穏やかとなった。中川が報告したように[12]，尿中の排泄量が低値となりほぼ一定状態になった時点は4週間後であった。この二つの実験結果を考え合わせると，尿中のリボフラビンの排泄量の測定は，ビタミンB_2の不足の予知に利用できると考えられる。

3）ビタミンB_6欠乏実験

ビタミンB_6欠乏食を投与すると，「1週間後から腹部の痛み，上腹部の灼熱感，頭痛を訴えた。おくびと放屁が頻繁となった。4週間後になると，口角炎や口唇炎を発症した」と報告されている[14]。

4）ビタミンB_{12}欠乏実験

胃全摘出やクローン病などによる回腸末端部を含む広範囲小腸切除後の患者にビタミンB_{12}投与が行われなかった場合には，数年後にビタミンB_{12}欠乏症をきたし，巨赤芽球性貧血となる[15]。ビタミンB_{12}の吸収に必要な内因子が胃の壁細胞から分泌されているためである。赤血球が大きくなり一つひとつに含まれるヘモグロビンの量が増加するにもかかわらず赤血球数の減少が著しく，結果としてヘモグロビン濃度が下がる。また，亜急性連合性脊髄変性症（SCD）もビタミンB_{12}欠乏症の一つである[16]。筋力低下，ぎこちない動き，チクチク刺すような痛み，その他の感覚異常を引き起こす。

5）ナイアシン欠乏実験

　表3-5に示したような必須アミノ酸であるトリプトファンとビタミンであるナイアシン含量が低い食事をとり続けると，ペラグラとなる[17]。なお，ヒトにおいてもナイアシンはトリプトファンから生合成される。60 mgのトリプトファンが1 mgのニコチンアミドと当価である。肉に含まれるたんぱく質100 gの摂取はおおむね20 mgのニコチンアミドを摂取したのと当価となる。しかし，コラーゲンはトリプトファンをまったく含まないので，ペラグラの誘因物質である。表3-6に尿中へのナイアシンの異化代謝産物であるN^1-メチルニコチンアミドの尿中排泄量と臨床症状をまとめた[17]。ナイアシン欠乏食を投与し続けると尿中へのN^1-メチルニコチンアミドの排泄量が減少し，1日尿中排泄量が1 mg以下になるとペラグラの発症がみられるようになると，報告されている。

表3-5　ペラグラ誘発食[17]

朝食		昼食		間食		夕食	
オレンジジュース	200 g	牛肉	20 g	レモンジュース	30 g	コラーゲン	100 g
コーングリッツ	50 g	米	33 g	プルーンジュース	100 g	いんげんまめ	100 g
食パン	20 g	ビート（てんさい）	100 g	クッキー	40 g	とうもろこし	25 g
マーガリン	20 g	とうもろこし	75 g	砂糖	10 g	マーガリン	10 g
砂糖	20 g	マーガリン	20 g			グレープジュース	100 g
		フルーツカクテル	150 g			砂糖	30 g
		りんごジュース	200 g			西洋なし	20 g

表3-6　ナイアシン欠乏実験[17]

摂取量	5〜21日	22〜41日	42〜61日		
Trp*, 190 mg ナイアシン, 4.7 mg NE**, 7.9 mg 3.85 mg/1,000 kcal	1.2 mg	0.8 mg	0.7 mg 50〜60日でナイアシン欠乏の臨床症状 （皮膚炎，下痢，舌炎）		
摂取量	2〜13日	14〜25日	26〜41日	42〜61日	62〜95日
Trp*, 230 mg ナイアシン, 5.7 mg NE**, 9.5 mg 4.75 mg/1,000 kcal	1.9 mg	1.5 mg	1.4 mg	1.3 mg	1.1 mg

＊Trp＝トリプトファン，＊＊NE＝ナイアシン当量

表3-7　パントテン酸欠乏食[18]

	量（g）	エネルギー（kcal）
ビタミンフリーカゼイン	102.5	352
ショ糖	214.7	836
小麦デンプン	140.0	508
脂肪：Cooking fats	105.0	928
Table fats	21.3	188
ミネラル類	適正量を投与	
ビタミン類（パントテン酸なし）	適正量を投与	
総量	583.5	2,812

表3-8　パントテン酸欠乏食投与後の尿中パントテン酸排泄量の変動[18]

	1週間後	4週間後	7週間後	10週間後
非添加群（n＝6）	3.05 ± 1.20	1.86 ± 0.39	1.07 ± 0.45	0.79 ± 0.17
添加群（n＝4）	3.95 ± 0.23	4.42 ± 1.07	5.47 ± 0.64	5.84 ± 1.33

単位はmg/日

6）パントテン酸欠乏実験

　表3-7に示したパントテン酸欠乏食を10週間投与し続けると，表3-8に示したように尿中のパントテン酸排泄量は減少してきたが，パントテン酸欠乏を示す臨床症状が特定できなかったと報告されている[18]。

　一方，他の実験報告では，パントテン酸欠乏食の投与（表3-9）により，2週から3週目より，人格の変化，疲れやすくなる，不定愁訴，睡眠障害，無感覚・感覚異常・筋肉のけいれんのような神経障害，胃腸では吐き気，腹部けいれん，膨満感，上腹部の灼熱感を感じた被験者が出たことが報告されている[19]。

7）葉酸欠乏実験

　最も早期に現れる葉酸欠乏は舌の変化である。葉酸拮抗剤アミノプテリンの投与により20日目頃より舌尖，特に辺縁部における乳頭の発赤，肥大が認められたと報告されている[20]。

8）ビオチン欠乏実験

　食事の約3割におよぶ乾燥卵白200gを毎日与えると，3～4週間後に乾いた鱗状の皮膚炎，続いて萎縮性舌炎が生じ，食欲不振，むかつき，吐き気，憂うつを感じ，顔面蒼白，性感異常，前胸部の痛みを起こした，という報告がある[21]。

表3-9　パントテン酸欠乏食の一例[19]

食事組成	量（／日）
ショ糖	290 g
コーンスターチ	75 g
精製カゼイン	125 g
L-シスチン	0.75 g
コーン油	90 g
ビタミン類	
チアミン	1.2 mg
リボフラビン	1.5 mg
ピリドキシン	210 mg
アスコルビン酸	50 mg
ナイアシン	6 mg
ビタミンD	500 U
ビタミンA	5,000 U
ビタミンB_{12}	12 μg
ミネラル類	
リン酸カルシウム	136 mg
乳酸カルシウム	326 mg
クエン酸鉄	30 mg
硫酸マグネシウム	138 mg
リン酸二水素カリウム	240 mg
リン酸ナトリウム	88 mg
塩化ナトリウム	4.25 g

（3）ビタミンC欠乏実験

　ビタミンC欠乏食を投与し続けると，血漿中のビタミンC濃度が，図3-4に示したように，急激に低下し，3週〜5週間後にほぼ0.05 mg/100 mL以下の低値となる。このような値になると，ビタミンC不足の徴候が現れはじめ，16週間後になると歯肉炎などが発症し，壊血病の症状が認められるようになる[22]。

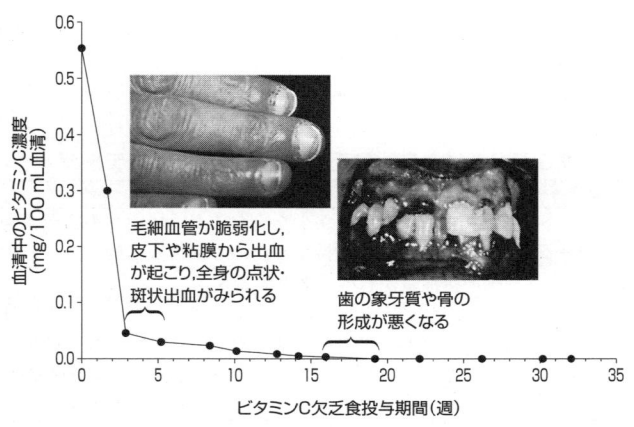

図3-4　ビタミンC欠乏実験[22]

5．潜在性ビタミン欠乏を推測する方法

　ビタミン欠乏症は，ビタミン欠乏食を摂取しても直ちに顕在化することがない。第3節に記載したように，ビタミンの種類ごとに，欠乏症が現れる期間が異なる。欠乏症が顕在化するステージを区分すると表3-10のようになる。一般的に血漿中および尿中の値は体内ビタミン量の余裕量を反映することから，栄養状態の評価法として利用することができる。ビタミン欠乏食を摂取し続けたときの肝臓，全血，血漿，尿中のビタミン量の変化の模式図を図3-5に示した。ビタミン欠乏食の投与に対して最も鋭敏に反応するのは尿である。したがって，尿中のビタミン量を測定すると，潜在性ビタミン欠乏を予測することができる。

（1）尿中のビタミン排泄量の測定

　健康な人の尿中排泄量をもとにビタミン栄養状態を維持するために必要な1日尿中への目標排泄量を設定した（表3-11の三列目）。ある個人の1日尿を採取し，栄養状態を評価したときの一例を表3-11に示した[23]。この表を活用して，栄養指導を行うと，従来の食事摂取による栄養評価法よりも説得力があり，指導しやすい。体内のB群ビタミン栄養状態は，尿中のB群ビタミン排泄量から推定することができる[24-26]。

表3-10　ビタミン欠乏症の顕在化までのステージ

	ステージ	変　化
潜在性欠乏	ステージ1	ビタミンの摂取量が少なくなると，尿中への排泄量を減じ，体内のビタミン量を維持するための機構が作動する。その結果，尿中への排泄量が急激に低下する。
	ステージ2	体内のビタミン量が減少することで，ビタミンの活性型の補酵素量が低下し，アポ型（補酵素が結合していない酵素の型で活性を有しない）が増大する。その結果，好ましくない代謝変動が起きる。
欠乏症の顕在化	ステージ3	体がだるい，食欲がないなど一般的な臨床徴候。
	ステージ4	口唇炎，口角炎，舌炎，腱反射低下などの特徴的な形態学的変化。

5．潜在性ビタミン欠乏を推測する方法　53

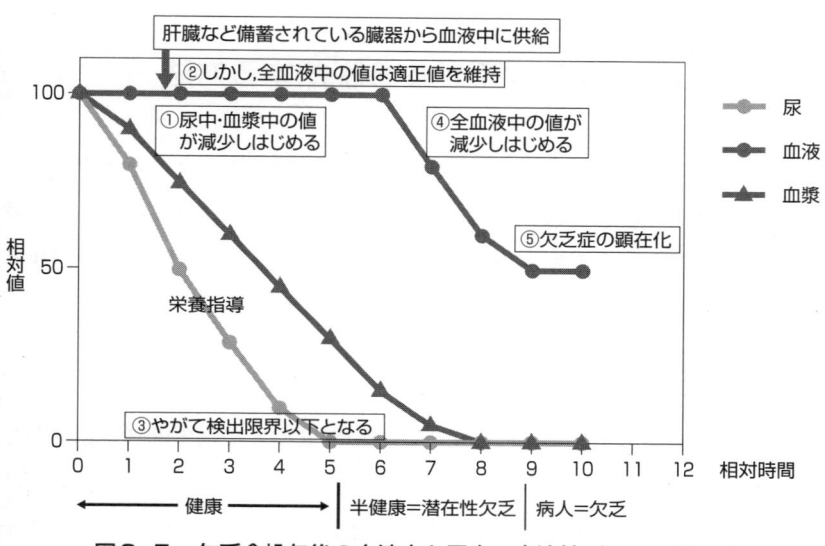

図3-5　欠乏食投与後の血液中と尿中の水溶性ビタミン量の変化

（グラフ中の注記）
- 肝臓など備蓄されている臓器から血液中に供給
- ②しかし,全血液中の値は適正値を維持
- ①尿中・血漿中の値が減少しはじめる
- ④全血液中の値が減少しはじめる
- ⑤欠乏症の顕在化
- 栄養指導
- ③やがて検出限界以下となる
- 凡例：尿／血液／血漿
- 横軸：相対時間　縦軸：相対値
- 健康　｜　半健康＝潜在性欠乏　｜　病人＝欠乏

表3-11　新しい栄養指標としての尿の利用
～目標としたい尿中のB群ビタミン排泄量～評価の一例[23]

1日尿中の水溶性ビタミン排泄量

ID	＊＊＊＊＊＊
氏名	○○　○○

測定ビタミン （単位）	測定結果	目標排泄量	コメント
ビタミンB_1 （nmol/日）	93	300〜1,200	ビタミンB_1を十分に摂取できていない可能性があります。
ビタミンB_2 （nmol/日）	71	200〜900	ビタミンB_2を十分に摂取できていない可能性があります。
ビタミンB_6 （μmol/日）	4.4	3.0〜8.0	ビタミンB_6の摂取に問題はありません。
ナイアシン （μmol/日）	41	50〜200	ナイアシンを十分に摂取できていない可能性があります。
パントテン酸 （μmol/日）	10	10〜30	パントテン酸の摂取に問題はありません。
葉酸 （nmol/日）	18	15〜40	葉酸の摂取に問題はありません。
ビオチン （nmol/日）	48	50〜150	ビオチンを十分に摂取できていない可能性があります。
ビタミンC （μmol/日）	3,268	150〜1,200	サプリメントからビタミンCを大量に摂取している可能性があります。用量に気をつけてビタミンCを摂取してください。
総合コメント	一部のビタミンを十分に摂取できていない可能性，一部のビタミンを大量に摂取している可能性があるので，一度,管理栄養士に食事相談をしてください。		

6．ビタミン不足から脱却する方法

　明治時代から第二次世界大戦終了時まで，さらに戦後まもない頃まで，ビタミンB_1欠乏による脚気は国民病であった。図3-6に日本における脚気死亡者数の変遷を示した。多くの先人の成果により，脚気は克服され，2011年現在では脚気による死亡者はいないと推測されている。

（1）食品型ビタミンとビタミン剤の違い
　災害時などの有事においては，ビタミンが補酵素型となりアポ酵素と結合し機能を果たすまでの各々の過程で，同時に摂取した他の食品成分の影響を受けやすい「食品型ビタミン」よりも，これらの過程の影響を受けにくい「ビタミン剤」の方が有効である。図3-7に食品型ビタミンと合成ビタミンの代謝の違いを示した。つまり，有事においては合成ビタミン剤の方がビタミン不足から脱却するには有効である。

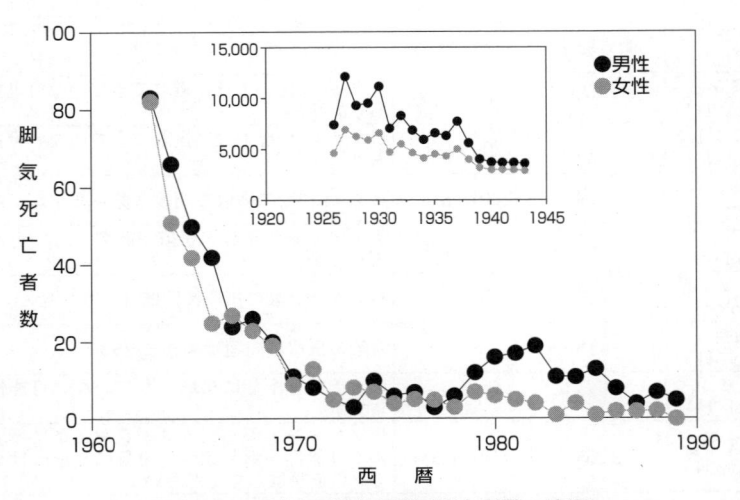

図3-6　日本における脚気死亡者数の変遷
山下政三：脚気の歴史，思文閣，1995 の内容を参考にして著者が作成した。

6．ビタミン不足から脱却する方法　55

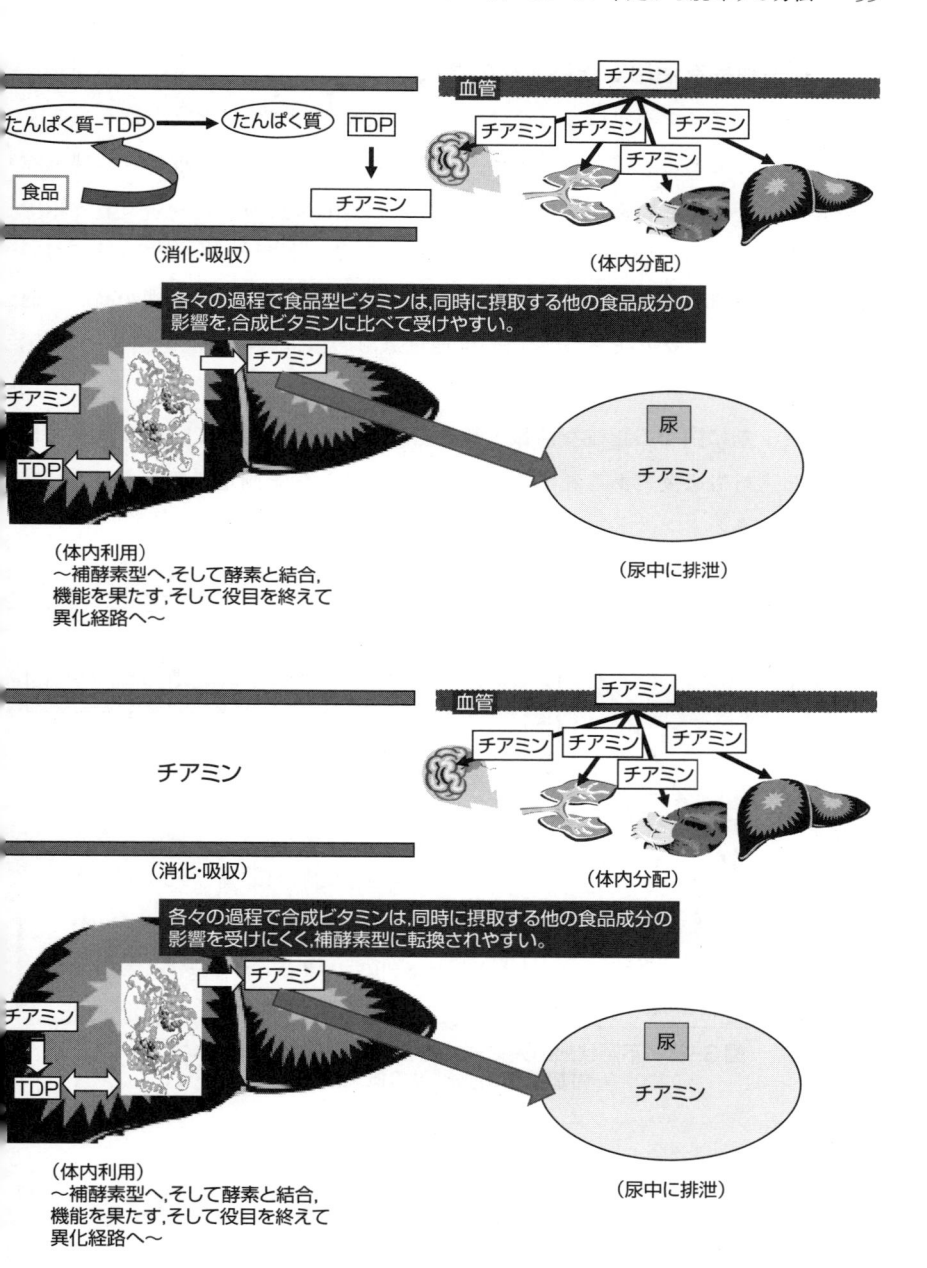

図3-7　食品型ビタミンと合成ビタミンの代謝の違い

（2）新型食品を活用できる人材の育成

災害時にビタミン不足にならないために必要なことは，ビタミン剤をうまく活用することである。注意点は，ビタミンといえども，過剰摂取による健康障害があるということである。どの程度過剰に摂取しているかについても，尿中のビタミン排泄量を測定することで容易に知ることができる。表3-11において，目標排泄量の上の値以上の場合は，無駄に摂取している可能性が高い。適正量を摂取するためのビタミン剤の付加量算出の試みの概念図を図3-8に示した。

ビタミン剤に関する正確な情報・知識を有し，有事に対して適切な情報を提供できる人材も必要である。また，尿中のビタミン量を測定できる人材も育成する必要がある。

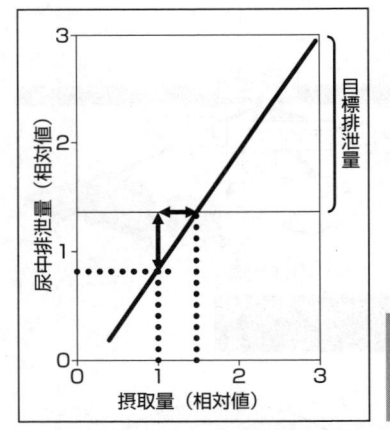

摂取量という食品側の情報のみでは，個人の真の必要量に対応する指導はできないし，労働・環境変化に応じて変動する必要量にも対応できない。

一方，尿中排泄量は，生体利用率を加味した個人の真の必要量を示す生体側の情報として利用可能。

例えば…
尿中排泄量が目標排泄量に達していなければ

目標排泄量に達するために必要な摂取量を算定し，生体利用率を加味した補足すべき量を提言するという栄養指導が可能

図3-8　不足状態の人に対するB群ビタミンサプリメント付加量算出の試みの概念図[23]

文　献

1) 佐橋佳一, 島薗順雄, 櫻井芳人ほか：ビタミン学, 金原出版, 1956, 別表Ⅰ, Ⅱ, Ⅲ.
2) 島薗順雄：栄養学の歴史, 朝倉書店, 1989, p.101.
3) 森岡恭彦監訳：ラルース医学大事典, 朝倉書店, 1985, p.962.
4) Bauch C.M., Malone J.H., Butterworth C.E. : Human biotin deficiency. A case history of biotin deficiency induced by raw egg consumption in a cirrhotic patient. Am J Clin Nutr, 1968 ; 21 ; 173-182.
5) Combs G.R. Jr. ed. : The Vitamins 3rd Edition, Elsevier Academic Press, 2008, p.140.
6) Sauberlich H.E., Hodges R.E., Wallace D.L. et al. : Vitamin A metabolism and requirements in the human studies with the use of labeled retinol. Vitam Horn, 1974 ; 32 ; 251-275.
7) Ahmad S. M., Haskell M. J., Raqib R. et al. : Men with low vitamin A stores respond adequately to primary yellow fever and secondary tenanus toxoid vaccination. J Nutr, 2008 ; 138 ; 2276-2283.
8) Hassan H., Hasim S.A., Van Itallie T.B. et al. : Syndrome in premature infants associated with low plasma vitamin E levels and high polyunsaturated fatty acid diet. Am J Clin Nutr, 1966 ; 19 ; 147-157.
9) Dodge J.T., Cohen G., Kayden H.J. et al. : Peroxidative hemolysis of red blood cells from patients with abetalipoproteinemia (Acanthocytosis). J Clin Invest, 1967 ; 46 ; 357-368.
10) Ferland G., Sadowski J.A., O'Brien M.E. : Dietary induced subclinical vitamin K deficiency in normal subjects. J Clin Invest, 1993 ; 91 ; 1761-1768.
11) 西尾雅七, 藤原元典, 喜多村正次ほか：実験的B_1欠乏時の諸症状とB_1必需量. ビタミン, 1949 ; 1 ; 256-257.
12) 中川一郎：ビタミンB_2欠乏人体実験に関する研究. ビタミン, 1952 ; 5 ; 1-5.
13) Tillotson J.A., Baker E.M. : An enzymatic measurement of the riboflavin status in man. Am J Clin Nutr, 1972 ; 25 ; 425-431.
14) Hodges R.E., Bean W.B., Ohlson M.A. et al. : Factors affecting human antibody response. IV. Pyridoxine deficiency. Am J Clin Nutr, 1962 ; 11 ; 180-86.
15) 百瀬隆二：胃全摘術後長期経過例における骨代謝障害, 消化吸収障害ならびに貧血に関する検討. 日消外会誌, 1991 ; 24 ; 779-787.
16) 脇坂行一, 右京成夫：亜急性脊髄変性症におけるビタミンB_{12}代謝. ビタミン, 1975 ;

49 ; 154-155.
17) Goldsmith G.A., Sarett H.P., Register U.D. et al. : Studies of niacin requirement in man. I. Experimental pellagra in subjects on corn diets low in niacin and tryptophan. J Clin Invest, 1952 ; 31 ; 533-543.
18) Fry P.C., Fox H.M., Tao H.G. : Metabolic response to a pantothenic acid deficient diet in humans. J Nutr Sci Vitaminol, 1976 ; 22 ; 339-346.
19) Hodges R.E., Ohlson M.A., Bean W.B. : Pantothenic acid deficiency in man. J Clin Invest, 1958 ; 37 ; 1642-1657.
20) 井上硬, 竹内哲夫, 江口良太：人体におけるアミノプテリン投与による実験的葉酸欠乏状態に関する研究（I）. ビタミン, 1953 ; 7 ; 845-850.
21) Sydenstricker V.P., Singal S.A., Briggs A.P. et al. : Observation of the "Egg white injury" in man. J Am Med Assoc, 1942 ; 118 ; 1199-1200.
22) Hodges R.E., Hood J., Canham J.E. et al. : Clinical manifestations of ascorbic acid deficiency in man. Am J Clin Nutr, 1971 ; 24 ; 432-443.
23) 柴田克己, 辻とみ子, 福渡努：高齢者のビタミンサプリメント摂取—健康維持に良いことと悪いこと—. ビタミン, 2009 ; 83 ; 659-661.
24) Tsuji T., Fukuwatari T., Sasaki S. et al. : Twenty-four-hour urinary water-soluble vitamins correlate to vitamin intakes in free-living Japanese university students. Eur J Clin Nutr, 2010 ; 64 ; 800-807.
25) Tsuji T., Fukuwatari T., Sasaki S. et al. : Urinary excretion of vitamin B_1, B_2, B_6, niacin, pantothenic acid, folate, and vitamin C correlates with dietary intakes of free-living elderly, female Japanese. Nutr Res, 2010 ; 30 ; 171-178.
26) Tsuji T., Fukuwatari T., Sasaki S. et al. : Twenty-four-hour urinary water-soluble vitamin levels correlate with their intakes in free-living Japanese school children. Pub Health Nutr, 2011 ; 4 ; 327-333.

第4章　災害時に注意すべきミネラル不足の問題と対応

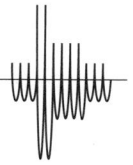

福岡　秀興[*]

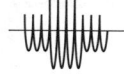

1. はじめに

　現在，災害時にいかなる栄養学的な対応をとるべきかとの経験に基づいた優れた指針[1-10]が数多く公表されており，その指針を参考にした対応が望まれる。「災害時の食事や栄養補給の活動のながれ」（図4-1）[2]に従って対応するのが，理解しやすい。災害時には表4-1に示されるように栄養学的に対応すべきフェイズは進展していく。フェイズの推移を理解して，それに従った対応が行われることが大事である。フェイズ0は，震災発生から24時間以内であり，フェイズ1は72時間（3日）以内，フェイズ2はそれ以降4日から1か月，フェイズ3はそれ以降となる。今回の東日本大震災では，震災発生後既に3か月以上（2011年6月現在）が経過しているにもかかわらず，なお仮設住宅を含めて目途の立たない地域もあり，フェイズ0からフェイズ3までの長期を視野に置いた栄養学的な対応を行わねばならない状況が続いている。長期にわたる避難所や仮設住宅などでの生活は健康被害を引き起こす可能性が高く，われわれにとって未曾有の経験である。栄養学の英知を集めて対応していかなくてはならない。

---

[*]　早稲田大学総合研究機構研究院

フェイズ		フェイズ0	フェイズ1	フェイズ2	フェイズ3
		震災発生から24時間以内	72時間以内	4日目〜1か月	1か月以降
栄養補給		高エネルギー食品の提供 ━━━━━━━━━▶		たんぱく質不足への対応 ━━━━━━━━━▶	
				ビタミン、ミネラルの不足への対応 ━━━━━▶	
被災者への対応		主食(パン類、おにぎり)を中心 炊き出し ━━━━━━━━━━━━━━━━━━━━━━▶			
				弁当支給 ━━━━━━━━━━━━━━━▶	
		水分補給 ━━━▶			
		※代替食の検討 ━━━━━━━━━━━━━━━━━━━━━━━━━━━━━━━━━▶			
		・乳幼児			
		・高齢者(嚥下困難等)			
		・食事制限のある慢性疾患患者 巡回栄養相談 ━━━━━━━━━━━━━━━━━▶			
		糖尿病、腎臓病、心臓病		栄養教育(食事づくりの指導等) ━━━━▶	
		肝臓病、高血圧、アレルギー		仮設住宅入居前・入居後	
				被災住宅入居者	
場所	炊き出し	避難所	避難所, 給食施設	避難所, 給食施設	避難所, 給食施設
	栄養相談		避難所, 被災住宅	避難所, 被災住宅	避難所, 被災住宅, 仮設住宅

図4-1　災害時の食事や栄養補給の活動のながれ[2)]

表4-1　いつどんな栄養・食生活支援を行うか

1) **フェイズ0**（おおむね24時間以内）
   ・被災地への食糧供給
   ・エネルギー（主食中心）および水分の確保
   ・備蓄食糧の放出，救援物資の供給，不足食糧の要請，炊き出し計画
   ・要援護者用食糧の調達（腎臓病食，食物アレルギー食，ミルク，離乳食等）

2) **フェイズ1**（おおむね72時間以内）
   ・フェイズ0からの継続活動
   ・水分摂取への注意（脱水，熱中症，エコノミー症候群等）

3) **フェイズ2**（おおむね4日から1か月）
   ・食事内容が体調を決める時期
     （慢性疲労・体調不良・便秘・口内炎・食欲不振・風邪等）
   ・肥満と運動不足
   ・炭水化物（おにぎり，パン等）過多への対応
   ・野菜・たんぱく質不足への対応
   ・温かい食事
   ・要援護者用食糧の調達（糖尿病食，高血圧食）

4) **フェイズ3**（おおむね1か月以降）
   ・簡単な食事（出来合いの惣菜，レトルト食品，カップラーメン等）による
     脂肪過多，塩分過多等の問題

2．災害発生からの時間経過（フェイズ）別対応

（1）災害発生から72時間以内（フェイズ0-1）

　表4-1に示されるごとく，フェイズ0（震災発生直後）から全期間を通じて，まず水分補給が十分なされなくてはならない。トイレに行く回数を減らすためにとの思いで水分摂取を抑制する例も多くあると言われているが，避けなくてはならない。フェイズ2以降（72時間以降）からビタミン・ミネラルの補給される必要が出てくる。

　フェイズ0-1での炊き出し等を中心とした場合に，最初は供給量の不足から十分なエネルギーを摂れない場合もあるが，やがて供給量が多くなってエネルギー摂取量が多くなる。その場合，塩分を多く摂取する傾向と，果実や野菜が不足しがちでミネラルが不足する傾向が起こる。さらに運動量が少なく，エネルギーの過量摂取等や過剰なストレス暴露，睡眠不足が重なり，体重も増加する人も出現する。そのため血圧の上昇傾向の出てくる人も現れる。このような推移が想定されるので，それに対する栄養学的な配慮を行い，血圧を下げる方策を考慮すべきであろう。

（2）災害発生4日から1か月（フェイズ2-3）

　ビタミン・ミネラルの不足が生ずるのは，震災後4日以降のフェイズ2-3である。今回の東日本大震災では避難所等での生活が長期化するおそれがあり，ミネラルの不足は大きな影響を与える可能性があり，重要な栄養上の問題点となりつつある。長期にわたる不足または過剰に対する対応が必要となる。長期であるゆえ，ミネラルの生理機能および疾病発症との関連性についての知識が求められる。例えば女子の思春期前期は，人生における最大骨密度が完成する重要な時期であり，この短期間のカルシウムを含めた骨成長に関与するミネラルの摂取不足は何としても避けなくてはならない。このように長期的視点がミネラルの栄養を考える場合に必要とされる。

フェイズ3は1か月以降であるが，今回の震災では被災者はなお長期のフェイズ3に暴露され続けている人々がいる。パリでは，慢性的な栄養不足にあるホームレスの人々に対しての栄養補給用パックが用意され，栄養調査を行いながらそれを支給して，その人々の健康を確保しようとする活動が続けられている。長期に避難所等での生活を送る人々に対して，この方法も一つの参考になると思われるので章末に紹介した。

　被災地での日本栄養士会等の食事調査が精力的にされているが，避難生活の長期化によって被災者の栄養状態の悪化が目立っている。積極的な栄養支援がなされているが，被災地が広範囲にわたり，交通網の復旧に時間がかかり，改善が遅れており，現地では必ずしも量と質の両方で栄養状態は十分ではない。被災後1か月の時点では，朝・昼・晩と3食提供されているところもある一方で，まだ不十分である施設もある。被災後1か月経過した時点でのメニューとしてもおにぎりとみそ汁，菓子パンなど炭水化物を中心としたエネルギー補充が中心であって，たんぱく質の摂取がかなり不足し，おかずもないか，あっても魚の缶詰など1品程度が多く，スープなどが提供されている施設も少ない。必然的に，野菜や果物の供給量も少なく，水も十分供給されているとはいえない。それだけに，フェイズ2からいよいよ必要とされるビタミンやミネラル分の不足が生じ，その不足が将来的な健康を含めて危惧される状況にある。特に，乳幼児，小児，妊産婦（特に胎児）など，この時期の栄養が将来の健康に大きく影響する人々への栄養への対策も考慮されねばならない。小児，若年者がその後の人生を健康に過ごすためには，通常の時以上に長期的展望に立った栄養，ミネラルの摂取を考えなくてはならない。

　高齢者への配慮も重要である。高齢者，薬物治療を受けている人々は，特に食事に対する指導を受けていくべきである。日本栄養士会等では，ビタミン・ミネラルを強化した米を提供しており，野菜ジュースや栄養を強化した機能食品なども，可能ならば積極的に利用していくべきである。サプリメントを専門家に相談しながら飲んでいくのも重要な方法である。

3．災害時のミネラルに対する支援

フェイズ0から必要な水分，フェイズ2以降の血圧上昇に対する予防としてのカリウム，マグネシウム，カルシウム，免疫系の維持等に必要な亜鉛にしぼり述べる。

(1) 水・電解質 （表4-2）

ヒトは，食物や水分を自由に摂取できる場合は，水分と電解質のバランスを一定に調節して運動や環境からのストレスに対応していくが，今回のように広範囲な被災では交通インフラの回復には時間がかかり，水分の供給が不足して水分摂取が不足する場合がある。動く機会も少なくなり，そこに水分の摂取不足による脱水が加わると，エコノミー症候群，心筋梗塞・脳梗塞など重篤な循環器系の疾患が出やすくなる。特に高齢者では，トイレに行かないようにと水分の摂取を抑制しやすく，また口渇感が若年者より起こりにくいこと等から脱水が生じやすく，重篤な合併症を起こす可能性があり，特に注意すべきである。それだけに水分摂取に加えて運動を可能な限り心がけることも重要となる。脱水を防ぐことには，血圧上昇や血糖値をコントロールすることにもなる。集団生活なので風邪や下痢にも罹患しやすくなる。風邪や下痢も脱水を起こす大きな誘因になるので，電解質を含む水分摂取を少量ずつこまめに行うことで風邪や下痢に対応していく。

表4-2　水分補給の重要性

1）脱水をさける（高齢者はリスク高い）
　　・易疲労感，便秘の予防に
　　・低温・高温環境での体温調節に重要
　　・心血管系疾患の予防
　　・エコノミー症候群（深部静脈血栓症／肺塞栓症）の予防

2）高血圧，血糖のコントロール

3）飲みやすい飲料
　　電解質を含むもの（スポーツドリンク等）が良い

夏では電力使用制限による高温環境へ暴露される可能性も出てくる。その結果発汗による脱水が起こることがある，その場合には食塩欠乏性脱水と，逆に高張性の循環血液量減少による二つが生ずる可能性がある。

電解質を含まない過剰な水分摂取が重なると食塩欠乏性脱水が起こる。これは"低ナトリウム血症"あるいは"水中毒"として知られている現象である。それゆえ水分補給にはスポーツドリンクのような電解質を含む水分摂取も心がけるべきである。

水分のわずかな過剰と不足は容易に補正されるが，激しい運動や急激な環境変化は，体液バランスに大きな影響を及ぼす。若年成人男性の体水分量は体重の50〜70％と一定で，細胞内液と細胞外液とに分布して，それぞれ65％と35％を占める。それに対し，乳幼児は細胞内液が多いため，水分不足による脱水を起こしやすいので注意する。発汗すると通常は高張性の循環血液量減少が起こり血漿浸透圧は上昇する。水分補給が不十分であると，脱水では，循環血液量を維持するために，筋肉と皮膚の細胞内液と細胞外液での水分の再配分が起こる。

1）水分および電解質の必要量

水の必要量は，19歳以上の運動量が少ない人で，飲料（80％）と食物（20％）を含めた総摂取水分量として，女性では1日2.7 L，男性では3.7 Lである。塩化ナトリウムとして3.8 gが必要である。高温環境で水必要量は，基礎値の2倍から6倍に増加することがある。例えば，エネルギー消費が一定の場合，温暖な気温（20℃）から高温（40℃）になると1日の水必要量は1.3倍と著しく増える。発汗量も，気温以外に，湿度，大気の動き，太陽光，また衣類の種類等によって大きく変化する。このように，水喪失量とそれを補う水必要量は外的影響によって大きく変わることも注意すべき点である。

2）脱水状態

高温環境で脱水状態になると核心温度（core temperature）が上昇する。体重の1％相当の水分が喪失しても，核心温度が上昇する。水分喪失度が大きくなるに従い，核心温度は体重減少1％当たり0.10〜0.23℃上昇する[11]。脱水は

核心温度を上昇させるとともに，発汗量と皮膚血流反応もともに減少して，体温調節能を減弱化させる。さらに体重2％以上の脱水が生じると，身体能力は低下し，高温下では，認知能が低下することが多い。このような状況から熱中症が発症していく。

高温環境下で低張性の飲料を長時間にわたり過剰に摂取すると低ナトリウム血症を起こし，体温調節能，運動能力は低下する。電解質が著しく喪失すると，ナトリウムの希釈がさらに進んでいく。低ナトリウム血症は，適切な食事と水分の摂取によって防ぐことができる。水分摂取とともに電解質の補給できる飲料を考えるべきである。

（2）ナトリウムと高血圧

被災地では，さまざまな要因が複合して血圧が上昇する可能性が高い。それは運動量が少ない，大きなストレスに暴露される，ストレスから喫煙量・飲酒量が増加する，ミネラルを含む野菜の摂取量が少なくなる等の多様な因子が作用する。またナトリウム摂取量が多くなる傾向も当然ながらある。

それだけに，ライフスタイルを含めて可能な限り高血圧の発症予防に努めることが必要となる（表4-3）。多くの観察・臨床研究で，食塩摂取量と高血圧には強い関連がみられている。多くの高血圧患者では，食事からの食塩を制限することで血圧を低下させ得る。日本では食塩感受性のある人の頻度が高いた

表4-3　血圧が高めの人への予防対策（寒さ，睡眠不足，不安感等）

1）水分を十分に摂る（高齢者は脱水のリスク高い）
　　　便秘の予防
　　　心血管系疾患の予防
　　　エコノミー症候群（深部静脈血栓症／肺塞栓症等）の予防
　　　高温環境での体温調節に必要
2）少しでも体を動かす
　　　（軽い体操，室内・屋外を少し歩く等）
3）体，特に下半身を温める
4）野菜・果物が入手できれば積極的に摂る
　　　（野菜ジュースも）

め，被災地では食塩の摂取量が多くなる傾向があると指摘されており，食塩と血圧は特に重要な課題である。なお食塩感受性のある人は，血漿レニン活性が低いのが特徴で，ナトリウム排泄が少なく，ナトリウムイオンが貯留しやすい傾向がある。

尿中ナトリウム排泄量がナトリウム摂取量を反映するといわれているが，ブラジルのYanomami Indianを調査したところ，ナトリウム摂取量が極めて少なく尿中へは1日0.9 mmol/日程度の排泄量しかない。そして平均血圧も94.5 mmHgに過ぎないとの報告すらある[12]。これはナトリウム摂取量と血圧を考える場合に大きな示唆を与えるものである。

1）食塩感受性

高血圧者の多くは，ナトリウム負荷により血圧が上昇する。これらの人々は，負荷されたナトリウムを速やかに排出できないので，ナトリウムを保持する傾向がある。高血圧患者の近親者では正常血圧の人でも，高齢者では，ナトリウム利尿薬の効き目が鈍い。一般に，白人より黒人がナトリウム負荷へのナトリウム排泄反応が鈍く，高血圧は黒人集団に多いといわれている。日本人でも食塩感受性のある人々が多い。食塩感受性に関連する他の要因には，性，年齢，肥満，インスリン抵抗性が関連している。しかし外国では，血圧とナトリウム

表4-4 日本高血圧学会 高血圧治療ガイドライン2009における生活習慣の修正項目

1）減　塩　6 g/日未満
2）食塩以外の栄養素
　　野菜・果物の積極的摂取*
　　コレステロールや飽和脂肪酸の摂取を控える
　　魚（魚油）の積極的摂取
3）体重減量
　　ＢＭＩ（体重(kg)÷[身長(m)×身長(m)]）が25未満
4）運　動
　　心血管病のない高血圧患者が対象で，中等度の強度の有酸素運動を中心に定期的に（毎日30分以上を目標）行う
5）節　酒
　　エタノールで男性は20-30 mL/日以下，女性は10-20 mL/以下
6）禁　煙
　　生活習慣の複合的な修正はより効果的である

*重篤な腎障害を伴う患者では高カリウム血症をきたすリスクがあるので，野菜・果物の積極的摂取は推奨しない。糖分の多い果物の過剰な摂取は，特に肥満者や糖尿病などのカロリー制限が必要な患者では勧められない。

摂取とを関連付けることが難しいとの報告が多い。それは食塩と高血圧との関係が"食塩感受性"の人に当てはまり他の人々には必ずしも当てはまらず，過剰なナトリウムを摂取しても，血圧に影響しない群と食塩負荷により血圧が容易に上昇する食塩感受性の群が存在していることによる。

　最近，高血圧の治療には，食塩摂取量を少なくすることに加え，体重を抑制することが重要とされている（表4-4）。被災地では運動量が少なく，カロリーの多い食事を摂取する場合が多いために肥満傾向となりやすい。それだけに食塩摂取の制限に加えて，体重の増加にも細心の注意がはらわれることが高血圧の予防に通じる。

　降圧効果のあるミネラルとして，カリウム，マグネシウム，カルシウムがあげられており，これらは可能な限り食物（野菜，果物，強化食品等）からの摂取が望ましい。しかしサプリメントを時に考慮してでも対応すべきであろう。

(3) カリウム

　カリウムは主要な細胞内陽イオンであり，降圧効果を含め多くの生理機能を有する。循環血液中のカリウムは細胞に入り，多くの臓器がカリウム平衡の維持にかかわっている。カリウムの主要な機能は膜の分極化であり，この膜の分極化は，細胞内液と細胞外液のカリウム濃度差により生ずる。カリウム恒常性の破綻時の主な症状は，膜機能の異常であり，それは神経筋と心筋の伝導系に特に認められる。したがって，カリウム濃度が低下したり，過剰になった場合，心臓，筋肉，神経の機能に異常が起こる可能性がある。

　健常な成人男性の体内総カリウム量は，体重kg当たり平均45 mmolである。体重70 kgの人は，3,150 mmol（1,230 g）のカリウムを保有しており，わずか約2％だけが細胞外液中に分布し，血漿カリウム濃度は，3.5〜5.0 mmol/Lである。それゆえこの血漿濃度は，組織カリウム貯蔵量を必ずしも示すものではない。また，細胞内カリウムは140〜150 mmol/Lに維持されている。摂取されたカリウムの90％は，消化管（小腸）から吸収され，残りの10％は糞便中に排泄される。吸収された大部分のカリウムは速やかに細胞に取り込まれるので，カリウ

表4-5　カリウムを多く含む食品（100g当たり）

野菜類	切干大根(乾)3,200 mg, こまつな(生)500 mg, パセリ(生)1,000 mg
いも類	さつまいも540 mg, さといも560 mg, ながいも430 mg
豆類	納豆660 mg, きな粉1,900 mg
きのこ類	しめじ380 mg, えのき340 mg, エリンギ460 mg
果実類	アボカド720 mg, バナナ360 mg, メロン350 mg, 干し柿670 mg
種実類	アーモンド740 mg, くり460 mg, バターピーナッツ760 mg
海藻	乾燥わかめ5,200 mg, とろろこんぶ4,800 mg, ひじき(乾)4,400 mg, あおさ(乾)3,200 mg
その他	インスタントコーヒー(粉)3,600 mg, ベーキングパウダー3,900 mg

（日本食品標準成分表2010より）

ム血中濃度は，比較的安定している。

　カリウムを高量または低量を持続的に摂取しても腎臓は2～3週間を要して適応していく。しかし，最低の排泄量は1日当たり5 mmolであり，不可避の損失量を合わせると，1日当たり10～20 mmol未満のカリウム摂取ではカリウム平衡は維持できない。無カリウム食は，事実上は存在しないと考えてよいが，積極的にカリウムを多く含む食物の摂取を心がけたいものである。

1）供　給　源

　カリウムは細胞内の主要な陽イオンで，肉，野菜，および果実の主要な構成要素であるので，多くは食品から摂取されたものに由来する。ほかに海藻類，乾燥食品にも多く含まれておりこれらを積極的に摂るように努めるべきである（表4-5）。これら食品からカリウムを積極的に摂ることが血圧上昇を抑制することになる。食事から摂取する場合は，血漿濃度はほとんど変化しない。しかし，高用量（200～300 mmol/日）を摂取した場合は腎機能が正常であっても，血中カリウムがかなり上昇する可能性があるので注意が必要である。

2）カリウムと血圧

　高ナトリウム摂取が血圧を上昇させるのとは対照的に，カリウムを多く摂取すると，上昇した血圧を低下させ，血圧に好ましい影響を及ぼす。カリウムは，特に食塩感受性のある人で，血圧低下効果を示す。その他，マグネシウムとカルシウムもナトリウム平衡に影響を与え，血圧を低下させる作用がある。

図4-2　カリウムの降圧効果[13]

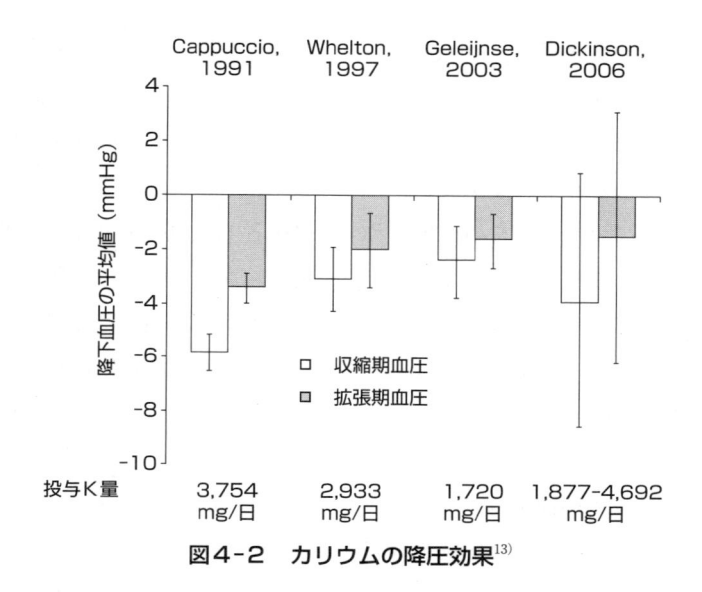

　カリウムを高用量摂取すると，血圧の上昇や他の心血管リスクを軽減するという報告が多い。さまざまな臨床試験では，カリウム補充剤を摂取した人々で，血圧は低下する可能性が示されている。カリウム補充が収縮期血圧と拡張期血圧をかなり低下させることが示されており，750～1,000 mg/日のカリウム摂取で血圧は2～3 mmHg低下するといわれている（図4-2）[13]。

　この降圧量は少ないが，心血管系疾患の発症を大きく下げる効果があり，カリウム摂取の意義は大きい[14]。

　日本人男女ををを対象にしたKawanoらの介入試験でも4週間KClを64 mmol/日与えたところ，24時間にわたる血圧の降下作用を認めている[15]。

　軽症高血圧で，カリウムの摂取量が少ない場合はナトリウムが保持され，血圧を上昇させる可能性がある。健常な人々でも，食事中のカリウムが減少した場合，ナトリウムが保持され血圧上昇を引き起こす場合がありうる。カリウム補充により高血圧者のほうが，正常血圧者よりも血圧がより降下する。黒人に重症の高血圧患者が多いのは，過剰なナトリウム摂取よりむしろ低カリウム摂取が重要な要因で，カリウムの補充がより降圧効果をもたらす可能性があると

までいわれている。実際，Intersalt Studyの分析では，カリウム排泄率が高い場合には収縮期血圧が低い傾向を示しているが，これはカリウムの高摂取を反映するものであると説明されている[13]。ナトリウムの摂取を抑制する以上にカリウム摂取を心がける必要がある。

糖尿病患者でカリウムを補充すると，高血圧者では血圧を下げる効果があることに加えて，炭水化物の代謝を改善し，糖尿病性血管疾患の進展をかなり阻止することができる。それはカリウムのナトリウム排泄効果に加えて，尿中カリグレインを増やしたり，Na，K-ATPaseの刺激を血管平滑筋細胞とアドレナリン作動性神経末端に与えることが，血圧を低下させる要因となる可能性がいわれている。

Houston M. C.が過去のカリウム投与による降圧効果の一部を示している（図4-2）[13]。1日カリウム投与量を1,877～4,592 mg/日の広範囲な投与による効果を示したものである。収縮期血圧，拡張期血圧ともに有意差をもって降圧効果がみられている。また，1990年にカリウムの降圧効果をみた人体実験ともいうべき報告がある。本態性高血圧患者にサイアザイド系利尿剤で，低カリウム血症（3.0 mEq/L）を作成し，血圧を下げたところに，さらにカリウム（KCl）を投与して血中カリウム濃度を正常化（3.56 mEq/日）して，その後の血圧の変化をみるという驚くべき実験を行っている。その結果は，一旦降下した血圧がさらに低くなるというものであった。カリウムの血中濃度の維持がいかに血圧に対して重要であるかを示す古典的な報告といえる。

3）安全性と毒性
① 低カリウム血症

体内総カリウムが減少すると，カリウムの血清濃度の低下（低カリウム血症）を起こす可能性がある。またたとえ体内総カリウムは正常であっても，カリウムが血液から細胞へ移動する結果，低カリウム血症が生じることもある。その原因として，摂取量の不足（慢性アルコール中毒，神経性食欲不振症等も含む），腎排泄量の増加（尿細管機能低下，利尿薬）や高アルドステロン症，嘔吐・下痢，細胞取込みの増加（インスリン，β遮断薬）などがある。

軽度の低カリウム血症は無症候性であるか，あるいは筋力低下，便秘，疲労，および不快感などを伴うことがある。心疾患者では不整脈が起こる可能性がある。中程度の低カリウム血症では，比較的重度の便秘や多尿を伴う尿濃縮不能，そして，腎疾患者の場合は脳症の起こる可能性がある。重症の低カリウム血症では，筋肉の麻痺や，横隔膜の不動と血圧低下に起因する呼吸不全も起こる可能性がある。

　血圧を下げるのにはカリウムに富む食品によってカリウムを補充する方法が望ましい。高血圧の治療に利尿剤，ジギタリス，その他の降圧剤を長期に服用している場合，カリウムが減少することがあり注意が必要となる。その他の薬剤でも，高カリウム・低カリウム血症を生ずるので注意が必要である。

　経口摂取による食物からのカリウム摂取が望ましいが，場合によるとカリウム塩による補充療法が必要となる。カリウム補充に伴うリスクは高カリウム血症であり，消化管出血は経口カリウム補充の際にしばしば起こる併発症である。

　低カリウム血症はしばしば代謝性アルカローシスと関連して生じる。したがって，カリウムを補充することによって，アルカローシスを効果的に改善できる可能性がある。低マグネシウム血症は低カリウム血症に関連して生ずることがありマグネシウム欠乏が是正されるまで，低カリウム血症が改善しないことがある。

② **禁忌及び注意点**

　カリウムを補充する場合，腎臓はカリウムの恒常性を保つ主たる調節臓器であるから，腎不全では，慎重に行われなければならない。また潰瘍や出血の既往歴のような重症の消化器疾患がある場合も，経口カリウム補充は慎重にされるべきである。腎機能が低下していると，血中濃度の上昇が起こる可能性がある。腎臓が過剰なカリウム摂取に適応するには5〜6日から3週間を要する。また腎機能不全でも，消化管が増加したカリウム（すなわち1日摂取量の30〜40%）を消化管に排泄して部分的な平衡を維持するが，腎機能の低下している場合，対応のできない場合もあり，カリウムの過量摂取には十分な注意が必要である。

4) DASH (Dietary Approaches to Stop Hypertension)

　血圧を下げる方法として食事およびライフスタイルが重要である。まず体重のコントロール，ナトリウム摂取の制限，カリウムの積極的な摂取，野菜・果物の積極的な摂取，低脂肪食という食事の摂取により血圧のコントロールが可能として注目されている（図4-3）。

　その中でもDASH食[16]が注目されている。これは果物，野菜，低脂肪食，よりなる食事であり，飽和脂肪，全脂肪，コレステロールおよび糖質の含量が低く，微量栄養素，ミネラル等をバランスよく含む食事である。カリウム，マグネシウム，カルシウムの含量が多く，これらがすべての米国の消費量の75パーセンタイルになるように工夫されている。まず11週間にわたり，果物，野菜，

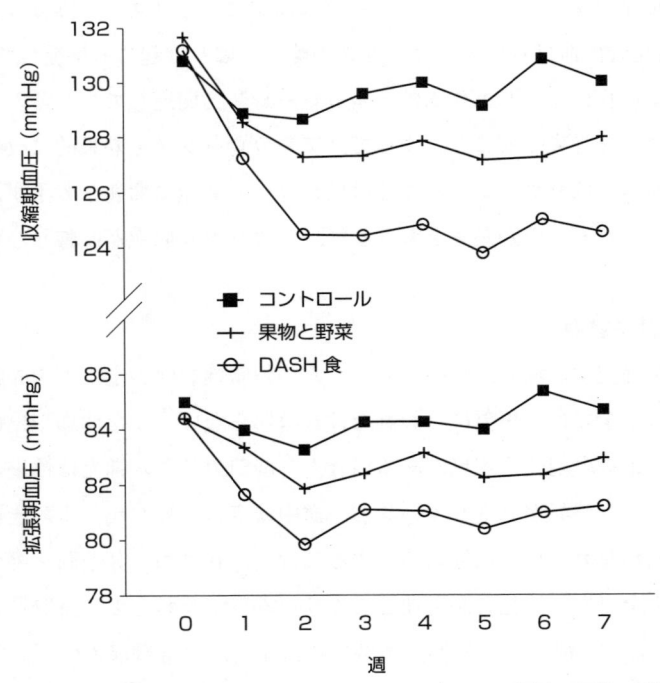

DASH：Dietary Approaches to Stop Hypertension study（果物，野菜，低脂肪食）

図4-3　カリウム投与によるDASH食の降圧効果[16]

低脂肪食を与えると，最初の2週間で既に血圧が下がり始め（収縮期血圧5.5〜11.4 mmHg），その後6週間にわたりその状態が続く。また，血圧が高い人ほど降圧効果は大きい。この食事ではカリウムの摂取量を介入前から約2倍多く含んでいることが特記すべきことであり，その効果が出ているものと考えられる。しかし，他にカルシウム，マグネシウム，その他の栄養素が血圧のコントロールに大きく関与しているとされる。DASH食の研究で，この食内容の習慣が血圧を低下させることが示された。2つ目の治験として，DASH—ナトリウム負荷試験が行われ，食塩摂取が3種類の異なったレベルでモニタリングされたところ，最も少ないナトリウム摂取群で血圧を下げる効果は最も大きかった。この食事介入を停止した後も12か月の追跡が行われた。その結果，果実と野菜をより多く摂取し続けたDASH食群は，ナトリウム摂取が増加しても低下した血圧が持続するとの結果が得られている。野菜，果物に由来するミネラル，特にカリウムの摂取の有効性が認められる。

(4) 亜　　鉛

　震災では，呼吸器系感染症が多発し，それによる死亡例が増える。それには多くの要因があり，免疫系の不全が一部関与しているといわれている。亜鉛欠乏は免疫系に大きく影響するとされており，震災ではその補給を心がけるべきミネラルである。また鉄など他のミネラルに比べて不足しやすいミネラルであり，不足は避けるべきである。

　人体の亜鉛含量は，1.5〜2.5 gであって，鉄にほぼ近い量である。見掛け上の吸収率は　約33％であるが，不足時は吸収率が上がり，排泄量を制限する等の調節機構が働く。1日5 mgの摂取でバランスが保たれる。血漿亜鉛は全身の約0.1％で，約1 μg/mLの濃度であり，摂取量，飢餓状態，感染で大きく変化する。血中亜鉛の80％が赤血球内に存在している。ヒトでは，血漿亜鉛濃度は0.8〜1.2 μg/mLを推移しているが，食事の摂取量，ストレス等により大きく変動し，日内でも変動する。実験的な食事性亜鉛の制限で，血漿亜鉛レベルを50％以上も減少させることがある。筋肉には，全身の亜鉛の50％以上が存在し

ており，食事からの亜鉛供給量が変動しても，この筋肉に蓄えられている亜鉛により，恒常性機能が作用し血中濃度は維持されている。絶食は，ヒトやげっ歯動物で一過性に血漿亜鉛を増加させるが，この再分布を反映している現象である。白血球中亜鉛，赤血球中亜鉛，毛髪中亜鉛，唾液中の亜鉛濃度も亜鉛の栄養指標として用いられているが，必ずしもよい指標ではなく，亜鉛負荷試験も一般的には栄養アセスメント法として認められていない。他の評価法に，血清アルカリホスファターゼ，乳酸脱水素酵素，炭酸脱水素酵素活性があり，これらは亜鉛制限食で低下し，補充で上昇するので，亜鉛状態の評価法として有望視されている。さらに赤血球メタロチオネイン，単核球のメタロチオネインmRNAが亜鉛欠乏状態をみる指標として考えられている。

1）食事内容と亜鉛吸収

ヒトでフィチン酸が多い食事を多く摂取すると亜鉛濃度が低下する。ふくらし粉にはフィチン酸消化酵素のフィターゼがあり，ふくらし粉を用いて調理を行うと，パンやそれに似た食物中のフィチン酸量は随分と減量する。中東地区ではふくらし粉を使用せず料理するために，パンに含まれるフィチン酸塩がこの地域で生じている亜鉛欠乏の発症要因になっているともいわれている。亜鉛/フィチン酸混合物は不溶性であり，胃腸管からはほとんど吸収されないので，菜食主義者は，亜鉛吸収量が極端に少なく健康障害が生じやすいといわれている。世界で人口の約半数が，亜鉛不足にあるとされている。

ヒト母乳中の亜鉛の利用度は，牛乳や大豆たんぱく質のものより大きい。それは母乳中のたんぱく質は亜鉛と結合しやすいが，カゼインや牛乳の主要なたんぱく質に結合している場合より容易に消化されるので，より吸収しやすくなることによると考えられている。食物中の大部分の亜鉛は，たんぱく質と核酸とに強く結合しており，これら食物から亜鉛を吸収するには十分な消化が必要である。それ以外に食物中の多くの成分は，亜鉛を強く結合し亜鉛の吸収を阻害する。亜鉛吸収の阻害因子には，大豆製品（フィチン酸を多く含む），小麦，穀粉，コーヒー，種々の豆類，チーズ，そして牛乳成分である。ちなみに，牛肉からの亜鉛の真の吸収率は55％で，繊維の多い穀類からは15％である。

単剤,あるいはミネラル/ビタミン製剤の合剤かによって,サプリメントとして用いる亜鉛の吸収率には大きな違いがある。有機酸(酢酸塩とグルコン酸塩)の形の亜鉛,アミノ酸(メチオニン)とキレート化した亜鉛,または硫酸亜鉛は酸化亜鉛より溶解性が高く,生物学的利用率が高い。この酸化亜鉛はミネラル/ビタミンサプリメントとして,しばしば用いられている。鉄のような他の微量元素の存在は,亜鉛の吸収を障害する可能性があり,貧血の治療に長時間鉄剤を服用することは亜鉛の吸収障害を起こすので注意すべきである。

2) 亜鉛欠乏

亜鉛不足は,全身的局所的な炎症反応を増加させる。組織障害を増悪,細胞死,死亡率を増加させる。急性期であれば亜鉛を補充することでその変化を抑制でき,完全に確立した不足状態は回復が困難である。

発育期にある小児,高齢者の亜鉛欠乏は避けねばならない。亜鉛欠乏は,成長障害,免疫能低下,皮膚病変,食欲低下,骨格異常,創傷治癒障害,精神障害(うつ状態),催奇形性,易感染性,男子二次性徴の未熟性,味覚の異常等の多様な症状をきたす。ヒト亜鉛欠乏症には,著しい成長障害と免疫不全以外に他の臨床症状はあまり顕在化しないといわれている。子どもは亜鉛欠乏により,組織中濃度の減少を伴わない成長障害が起こりやすい。食欲不振も現れる。

世界的に亜鉛摂取が少ない人々は,約50%にも及ぶ。多くの地域で低栄養の子どもに対する亜鉛補給によって免疫能が改善し,亜鉛補給による下痢の劇的な改善もよく観察される現象である。亜鉛の不足した同じ地域の住民では,発育障害,るい痩,認知障害,活動性の低下がみられる。亜鉛の補給でこれらの改善がみられている[17]。このような障害は,食事からの亜鉛補給により速やかに改善していく。また亜鉛不足による味覚や嗅覚障害は,亜鉛投与に反応して速やかに軽快する。しかし,HIV,結核,細菌性赤痢患者に対する亜鉛補給の有用性は,必ずしも認められない。

高齢者,アルコール中毒者,入院患者で亜鉛欠乏があると,エンドトキシンに対する免疫反応や酸化ストレスに対し過剰に反応し,細菌感染症を起こしやすくなり,死亡率を高める。しかし経口的な亜鉛補充でも,その予防には有効

である。被災地では老齢者が呼吸器系の感染症により死亡する例が比較的多いが，亜鉛不足はその一要因とも想定されており注意すべき点である。

3）亜鉛欠乏と免疫不全

ヒトの腸性肢端皮膚炎[18]は，鵞口瘡カンジダ（Candida albicans）に罹患しやすく，ウシのアデマ病（adema disease）は胸腺萎縮を生じるが，両者は皮膚病変や易感染性をきたす疾患である。これら疾患ではZip 4遺伝子の突然変異があって，亜鉛吸収量が減少している。亜鉛を投与するとこれら症状が速やかに軽快する。それゆえこれら遺伝性疾患から，亜鉛欠乏と免疫機能が強く関連していることがうかがえる。実際，亜鉛摂取の減少により，ブタ，ウシでは胸腺の萎縮が起こり，マウスではヘルパーT細胞の減少が生ずる。またヒトで，亜鉛を十分含まない中心静脈栄養を行っていると，ナチュラルキラー細胞の活性が減少する。生理的範囲内の濃度にある亜鉛は，これら免疫調節物質の産生を調節している可能性がある。実際，亜鉛の欠乏していない高齢者では亜鉛を投与しても免疫能に変化はないが，亜鉛の欠乏している高齢者では亜鉛の補給により免疫力の高まることはよく知られており，栄養指導，介護の場で注意すべき点といえる。

欧米で，慢性疾患の患者，特に食事摂取量の不足，高齢者，喫煙者，女性，集中治療室で治療中の患者に潜在的な亜鉛不足にある例が多いといわれている。入院患者の死亡原因は20～50％が敗血症であり，肺炎球菌（pneumococcus）による肺炎での死亡率も高い。

亜急性の亜鉛欠乏は，臓器の機能障害，酸化ストレスに対する抵抗性の減弱，細菌のエンドトキシンに対する過剰な免疫反応を起こし，これらが臓器障害を起こし，死亡率を増加させる。重症の菌血症では，全身性，局所的な重度の炎症，強度な酸化ストレス，臓器障害が起こるが，亜鉛欠乏があるとさらに重症化しやすい。実際，高齢者で亜鉛不足にある例に対する亜鉛補充は，呼吸器系の感染症を減少させることが明らかとなっている[19]。

4）亜鉛不足と炎症性疾患

血漿亜鉛濃度の低下は，炎症性腸疾患ではよくみられる。それは，亜鉛吸収

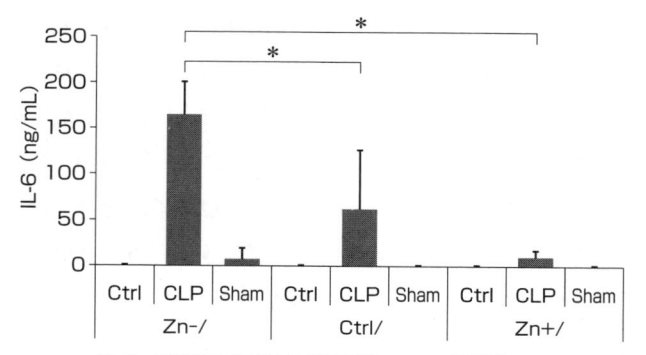

図4-4 亜鉛不足による全身性炎症(IL-6)[20]

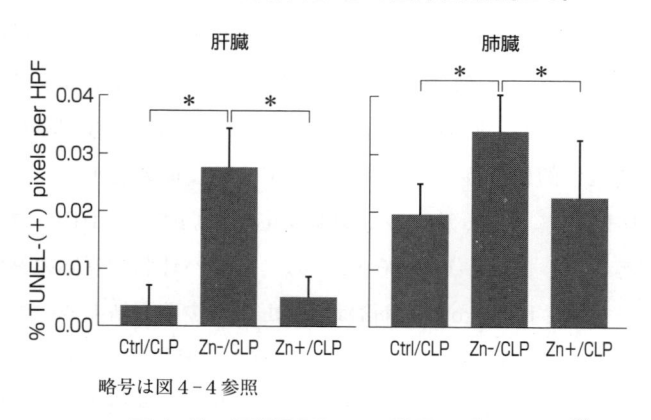

CLP：開腹後に盲腸結札後穿刺群，Ctrl：対照群，Sham：開腹のみの群
Zn-/：亜鉛不足，Zn+/：亜鉛不足後に亜鉛補充

略号は図4-4参照

図4-5 亜鉛不足による臓器アポトーシス[20]

量の低下と，亜鉛排泄の増加によって生ずるものである。それに対し亜鉛の投与治療が有効である。亜鉛不足は小腸の炎症を生じやすいが，それには亜鉛代謝に影響を及ぼす多くの伝達物質（メディエーター：ThfF-a, IFN-y, IL-6 等）の局所での過剰産生が関与している。亜鉛含量の少ない食物を摂取している場合に，腸管感染や多量のアルコール摂取と重なると，腸管の炎症を生じて下痢を生じ，亜鉛欠乏を引き起こすことになる。

　Knoell D. L.らは，亜鉛不足にしたラットを開腹し盲腸を結札してその部を穿刺して腹膜炎を起こした後に，延命率，各臓器のアポトーシス，炎症性マー

カーを検討した。対照群に対し亜鉛を不足させた群と，不足後に亜鉛を補充した群の3群で検討した。その結果，血中のサイトカインIL-6は亜鉛不足で腹膜炎を起こした群で最も多く，亜鉛を補充した群では炎症反応が最も抑制されていた。この実験は亜鉛の抗炎症作用を見事に示している（図4-4）[20]。またアルコール中毒やそれに伴って発症する肺炎や肝疾患では，その一因として亜鉛の吸収が減少したために潜在的な亜鉛欠乏症が起きていることが考えられている。亜鉛欠乏に感染症が生ずると，大きく臓器障害が起こると考えられる（図4-5）[20]。

5）亜鉛過剰と中毒

食事で亜鉛を補給することが理想であるが，ときにサプリメントを用いるべき場合もある。その場合は過剰摂取と中毒に留意する必要がある。1日150 mg以上の亜鉛を摂取すると催吐作用が生じるので，サプリメントによる亜鉛補給を行うときには注意する。胃の症状は慢性中毒でもみられる。多量補給（亜鉛1日300 mg）を慢性的に行うと，副作用として，免疫能の低下〔フィトヘマグルチニン（PHA）に対するリンパ球刺激反応の減弱等〕とHDL-コレステロール低下が起こる。しかし1日100 mgでは，リンパ球刺激反応の減弱はみられていない。亜鉛1日150 mgの補給は，LDLの減少と血清セルロプラスミンのフェロキシダーゼ活性を低下させ，HDLの有意な変化はみられていない。

高齢者では，1日100 mgの亜鉛を摂取しても，必ずしも免疫不全を改善することはなく，脂質代謝にも変化を与えないといわれている。

(5) マグネシウム

マグネシウムは，カルシウム，カリウム，ナトリウムに次ぎ，体内で4番目に多い陽イオンであり，細胞内ではカリウムに次いで2番目に多い細胞内陽イオンである。体内には約25 gのマグネシウムが存在し，約50～60％は骨，50％は軟組織に分布し，体内総マグネシウムの1％以下が，血液中に存在する。

血清マグネシウム濃度は1.8～2.3 mg/dLに維持されており，血中の約1/3はダイナミックに変化している。その約30％はたんぱく質と結合し，残りはイ

オン化マグネシウムである。

　マグネシウムは多くの酵素反応に関与しているミネラルであって，DNAおよびRNA合成，たんぱく質合成，細胞の増殖と複裂，アデニル酸シクラーゼの活性化，細胞内エネルギー合成と貯蔵，細胞内電解質濃度の維持，ミトコンドリア膜の安定化など多様で重要な機能がある。また，神経伝達系の制御，心臓の興奮性，神経筋伝導，筋収縮，血管運動，神経感受性や血圧調節にも関与している。

　マグネシウムは，生理的カルシウムチャネル拮抗剤と呼ばれており，欠乏時は，細胞内のカルシウム濃度が増加し，筋肉のけいれん，冠状動脈や脳血管のけいれん，高血圧を引き起こす。

1）マグネシウム吸収とその恒常性

　マグネシウムは腸管から吸収され，吸収率は約40～60％である。マグネシウムの摂取量が低いと消化管からの吸収率は高くなり，多いときには相対的に低くなる。腎臓はマグネシウムの恒常性を維持する主な臓器で，糸球体で濾過されたマグネシウムの多くは尿細管で受動拡散により再吸収され，過剰のマグネシウムは排泄される。逆にマグネシウム欠乏時に腎臓からの排泄量は12～24 mg/日以下と低下する。カフェインやアルコール摂取，ナトリウム，カルシウムおよびたんぱく質の過剰摂取により腎臓での排泄は増加する。

2）吸収に影響を与える因子

　マグネシウムの摂取量が300～350 mg/日であるときの吸収率は30～50％である。マグネシウム吸収率を低下させる因子は，果物，野菜，穀類などの食物繊維，フィチン酸，シュウ酸，過剰のアルコール，そして利尿剤である。またリン，カルシウムやたんぱく質は，マグネシウム吸収率を減少させる。

　カルシウムとマグネシウムは相互に影響し合っているミネラルである。高カルシウム食（上限2,000 mg/日まで）はマグネシウムの吸収に，高マグネシウム食（上限826 mg/日まで）はカルシウムの吸収には，ともに影響しないといわれているが，多くのカルシウムチャネルはマグネシウムに依存しており，マグネシウム欠乏に伴い細胞内カルシウム濃度は上昇する。逆に血清マグネシウ

ム濃度が低くカルシウムが欠乏している場合は，マグネシウム欠乏が軽快するまでカルシウム補給をしてもその効果が十分に現れない。それは，マグネシウム欠乏は副甲状腺ホルモン（PTH）の分泌を阻害し，このPTH分泌抑制がカルシウムの吸収を抑制することによる。

たんぱく質の摂取量もマグネシウム吸収に影響を与える因子となる。たんぱく質摂取量が30 g/日以下のとき，マグネシウムの吸収率は低下する。またマグネシウム吸収率は，低たんぱく質食（43 g/日）より高たんぱく質食（93 g/日）で高いとの報告がある。実際，94 g/日以上の高たんぱく質を摂取すると腎臓からのマグネシウム排泄が増加するが吸収率が高まるので，マグネシウムの体内保留量は高たんぱく質食摂取時でも通常のレベルに維持されることになる。

以上から，マグネシウムの摂取はカルシウムの吸収効率を上げ，体内カルシウム分布を正常に保つ作用がある。高たんぱく質食はマグネシウム体内保持量を維持する効果がある。ただし，食物のフィチン酸，リン酸はマグネシウムの吸収を抑制する作用がある。これらを考慮しながら震災時のフェイズ2以降のミネラルの相互作用を考えながら，補給を考えていくことが効果的なミネラルの栄養管理に通ずる。

3）マグネシウム供給源となる食品

マグネシウムは多くの食品に含まれているが，豊富に含む食品には，緑葉菜類，未精製穀物，果実類がある。中程度の供給源となる食品は，肉類，デンプン食品，牛乳である。しかし精製された食品はほとんどマグネシウムを含まない点に注意する。

4）マグネシウム欠乏

マグネシウム欠乏は不十分なマグネシウム摂取，アルコールの過剰摂取，利尿剤，吸収不良疾患〔短腸症候群，セリアック病（小児脂肪便症の一つでグルテン過敏性腸疾患），クローン病〕等によって引き起こされる。マグネシウム欠乏の初期症状として，食欲減退，吐き気，嘔吐，倦怠感や脱力感がある。マグネシウム欠乏が進行すると，しびれ，うずき，筋肉の収縮や引きつり，けいれん，人格障害や狭心症が起こる。マグネシウム欠乏が進行すると，低カルシ

ウム血症,神経筋の興奮性,骨粗鬆症,糖尿病,そして,高血圧,不整脈,狭心症,急性心筋梗塞,脂質異常症のような合併症を引き起こす。術後のICUの患者では低マグネシウム血症がよくみられる。これら欠乏症に対して,マグネシウム補助剤は症状の多くを改善する。

5) マグネシウムと疾病およびその予防効果

① 血 圧

カナダの高血圧教育プログラムで推奨されているひとつに"適正量のカリウム,マグネシウム,カルシウムの摂取に加えて,低脂肪,低コレステロール食の摂取"がある。疫学研究では,高血圧の管理には,マグネシウムサプリメントのみより,これらの食事内容が血圧の管理に有効であることが示されている。高カルシウム食,マグネシウム食およびカリウム食は,高血圧の管理に効果的であるといえる。

② 骨粗鬆症

マグネシウム欠乏は骨粗鬆症の危険因子の一つになる。Stendig-Linbergら[21]は,マグネシウム補助剤を750 mg/日,6か月間,その後240 mg/日,18か月間投与すると,橈骨骨密度(bone mineral density:BMD)は増加したと報告し,爪のマグネシウム濃度と腰椎骨密度には負の相関があることをみている。マグネシウの欠乏による骨量の減少機序として,PTH分泌低下による活性型ビタミンD(1,25-dihydroxyvitamin D)転換産生能の低下,リン誘導性炎症性サイトカインの過剰分泌等が考えられている。このように骨量の維持にはマグネシウムも重要である。

③ 糖尿病

2型糖尿病の成人患者にマグネシウム剤を給与したところ,耐糖能およびインスリン抵抗性が改善したとの報告がある。マグネシウム欠乏はインスリン抵抗性を引き起こし,インスリンの分泌を阻害する。また高血糖に伴い尿中マグネシウム排泄量が増加するため,マグネシウムが不足する傾向があるので,管理が不十分な糖尿病患者にはマグネシウムサプリメントの投与が必要となる場合がある。Soltaniら[22]は,糖尿病ラットで,心疾患発症に対するマグネシウ

ムの経口投与の有効性について検討している。ストレプトゾトシンを投与し糖尿病を発症させたラットに、硫酸マグネシウム含有水（10 g /L）を与える群と、水道水を与える群で比較した。平均動脈圧、腸管膜血管床の平均血流圧は、マグネシウム給与群で低値であった。そこで、硫酸マグネシウムは糖尿病合併症である心疾患の発症予防に有効であるとしている。

④ 下痢や脂肪の吸収不良

下痢や脂肪の吸収不良によりマグネシウムが不足するので、これらの患者にはマグネシウムサプリメントを考慮すべきと考えられる。マグネシウムはカルシウムやカリウムと関連しており、カルシウムとカリウム濃度の持続的な低値の原因の一つにマグネシウム欠乏があると考えられている。それゆえマグネシウムのサプリメントは、カルシウムとカリウム欠乏症状を緩和するのに効果的である。

6）高 齢 者

他にマグネシウムのサプリメントが必要な対象者として高齢者がある。高齢者のマグネシウム摂取量は若者に比べ一般に低い。また小腸のマグネシウム吸収率が低く腎臓のマグネシウム排泄率が高い傾向があり、不足になりやすい。高齢者は多種の薬を服用している例が多く、薬とマグネシウムの相互作用により吸収量の低下および排泄量の増加が起こり、マグネシウム欠乏を増悪させることがあるので注意すべきである。

> **＊特発性僧帽弁逸脱症（idiopathic mitral valve prolapse：IMVP）**：僧帽弁閉鎖不全症を伴う、あるいは伴わないで、収縮期に僧帽弁尖が左心房側に逸脱する疾病であり、若い女性でみられる。不十分な摂取、または尿中への過剰排泄によるマグネシウム欠乏が原因の潜在性テタニーによって引き起こされると考えられている。ただし、血漿マグネシウム濃度が正常範囲であっても、必ずしもマグネシウムが欠乏していないことを示すものではない。Bobkowskiら[23]は、血中と尿中のカルシウムと、血漿、赤血球、尿中マグネシウムの測定を行い、マグネシウムの経口投与テスト（5 mg/kg/日）の結果からIMVPの原因はマグネシウム欠乏によって生ずることを証明した。治療効果を得るにはマグネシウムの経口投与と同時に、マグネシウム保持性利尿剤、あるいはビタミンDの投与が必要であると述べている。

7）マグネシウムの過剰障害

　食品からのマグネシウム摂取で過剰障害が生じた報告はない。しかし，マグネシウムサプリメントによる過剰障害は報告されている。マグネシウムは下剤として用いられるように，まれであるが過剰摂取で最初に起こる主症状は，下痢である。また吐き気や下腹部痛もみられ，高マグネシウム血症は腎機能障害をもたらす。非食品由来のマグネシウムを多量摂取したときに起こりやすい。例えば，マグネシウムを含んでいる下剤や制酸剤を多量に摂取したときに毒性が現れ，マグネシウム過剰症状は，マグネシウム欠乏とよく似ており，精神状態の変化，吐き気，下痢，食欲減退，筋力の低下，呼吸困難，極度の低血圧，不整脈などがある。

（6）カルシウム

　食事中のナトリウムは，尿中カルシウムの排出に影響する主要な因子である。ナトリウムの摂取量が1g増加するごとに，カルシウムの尿中への排出は約26.3 mg増加する。被災後のフェイズ2以降では長期にナトリウムを摂取し続ける場合もあり注意が必要とされる点である。閉経後女性のコホート研究は，高い食塩摂取量では骨密度が低くなることが示されている。たんぱく質も尿中カルシウム排出を増加させるが，体内保留量を減少させることはない。これは，内因性損失は消化管からのカルシウム吸収の増加によって相殺されるためである。実際，高齢者の骨密度の低下と骨折の関係性をみると，たんぱく質の摂取量が多いと骨密度はあまり低下せず，骨折も少ない。

　カルシウム摂取量が少ないと，さまざまな身体的異常が生ずる。カルシウム摂取の慢性的な減少（フェイズ3）により，骨量が低下しやすくなる可能性がある。また，下部消化管に到達するカルシウムが少なくなり，大腸がんや腎臓結石に罹患しやすくなる可能性があるとも指摘され始めている。

　カルシウムは欠乏しやすい栄養素であるが，骨量維持には維持量の摂取が必要である。加えて身体活動，特に体重負荷運動（weight-bearing exercise）と禁煙も重要である。被災後は，運動量が少なくなり，ストレスの増加から喫煙

量も増えることが予想される。

骨粗鬆症のリスクを低下させるために，まず最大骨密度（peak bone mass；PBM：生涯を通して獲得される最大骨量）を最大限に高め，その後骨量の喪失を最小限にとどめることである。このためには，適切なカルシウム量を摂取することが必要である。女子ではPBMに到達するのは15歳頃であり，18歳以降ではいくら多く摂取してもカルシウムバランスは既に負となる。それだけに思春期女子は，その後一生の健康を考えると，この時期のカルシウム摂取，運動は不可欠である。牛乳をあまり飲まない小児の骨折は，飲む小児に比べ約1.75倍と高い。多くの無作為化比較介入試験で，カルシウム摂取量の増加は，骨量喪失または骨折リスクを減少させ，カルシウムを300 mg多く摂取することで骨折リスクは4％も低下するとの報告もある。

思春期，特に前期にカルシウム補給を十分行うと，骨密度は対照群に比べ上昇するが，思春期を過ぎた後では多くのカルシウム摂取を継続しても，その効果は必ずしも認められなくなる。しかし生涯にわたり，適切なカルシウム摂取量を維持することは，成長期の最大骨量を獲得し，その後は，骨喪失を最小限にとどめる効果は期待される。このように各年齢ごとにカルシウムの摂取量を高く維持することは重要なことである。被災後は全年齢においてカルシウムの摂取を心がける必要がある。

1）高血圧症と循環器疾患

カルシウム補給が高血圧をコントロールするのに有効であるか否かについては一致した見解がない。しかし，適正なカルシウムの摂取，特に乳・乳製品からのカルシウム摂取を維持することは，高血圧を減少させる因子となるとして推奨されている（Joint Committee on Prevention, Detection, Evaluation, and Treatment of High Blood Pressure）[24]。特に血圧が高く，骨量の低い人が，カルシウム摂取量を低下させると，腎臓結石のリスクが高まるとともに，骨量をさらに低下させることにもなる。

2）その他の障害と対策

適正なカルシウム摂取は，いくつかの疾患を予防する。月経前症候群は有月経

者の約50〜70％に出現し，QOLを著しく低下させる要因である。通常でもその頻度が高く，女性のQOLを妨げるものであり，被災という環境ではその発症リスクは高くなるのではと危惧される。また特にカルシウムとビタミンDの摂取不足があるとそのリスクは高くなる。ある介入試験の結果では，30 mmol/日（1,200 mg/日）のカルシウム補給を3か月間継続すると，月経前緊張症の症状を，プラセボ投与群では30％減少させるのに対し，48％減少させる効果が認められている[25]。またカルシウムとビタミンDの補給が，月経不順と多嚢胞性卵巣症候群を軽快させることも観察されている[26]。さらに興味深い知見として，エネルギー摂取量を一定にした場合，食事からのカルシウムを多く摂取すると，体重増加を抑制する可能性のあることが示されている。以上の効果は，カルシウムを多く摂取することでPTH分泌量を抑制することを介して生ずる現象と考えられている。

3）カルシウム過剰摂取の潜在的有害性

過剰なカルシウムの摂取が健常人に有害であるという証拠はほとんどない。1日2,500 mgまでの摂取は，安全であるというのが多くの国での一致した見解である。しかしまれであるが，易吸収性のアルカリ性物質と大量のカルシウム補助剤の同時摂取は，高カルシウム血症を引き起こす（ミルク-アルカリ症候群）ことがある。この場合の症状は，筋緊張低下，便秘，尿量の増加，悪心，そして最終的には意識障害，昏睡である。その他カルシウムサプリメントを多く摂取する場合，微量金属元素，特に鉄の吸収低下が起こる可能性が考えられている。しかし，1回の食事で，10 mmol（400 mg）以上のカルシウムを摂取した場合は，鉄の吸収を低下させるが，30 mmol/日（1,200 mg/日）のカルシウム摂取を長期に継続しても，鉄栄養状態の低下は認められない。これは鉄の吸収効率が，鉄貯蔵の減少によって上昇するためと説明され，長期的にカルシウムを多く摂取しても鉄吸収には影響しないと考えられる。

豊富に乳製品を摂取している人は，カルシウム強化食品や補助剤を多量に摂取する必要はない。多種類の，カルシウムを豊富に含む食品が市販されていることから，62.5 mmol/日（2,500 mg/日）という許容上限摂取量以上の摂取は避

けるべきであろう．しかし，大部分の人々はカルシウム摂取が不足しており，積極的な摂取が求められている．

　骨密度は，最大骨密度（PBM）に到達するとそれ以降は増えず，一度何らかの原因で低下した場合は，再び元の骨密度に到達することはない．それゆえ最大骨密度に到達する時期には最大量のカルシウム，ビタミンDが必要であり，それ以降は骨量の減少が最小となるようにカルシウム，ビタミンDを摂取し続けることが必要となる．

　適切な栄養，特にカルシウムとビタミンDが，正常な骨の成長と骨粗鬆症の予防の両者に重要であることが強調されている．そこで，成長期の男児と女児は最大骨量を獲得させるべくカルシウム，ビタミンDの摂取を心がける必要がある．

　また，肥満者に対し体重減少を指導した場合，体重減少に伴い骨量の減少が起こるので，体重減少を指導する場合，同時に適切なカルシウムの摂取も行うべきである．

フランスにおけるホームレスに対する栄養学的援助：Vitapoche[27]

　フランスでは，ホームレスの人々に対する栄養の確保と疾病罹患リスクをいかに下げるかが社会的に重要なことであるとの認識が高い。ホームレスの人々は，睡眠不足，高温環境にさらされる例が多い，移動のための歩行量（運動量）が多い，喫煙量と飲酒量が多い，血圧が高い等の特徴がみられている。そのために微量栄養素の不足が多い点と，抗酸化食品の摂取量が少ない等が大きな特徴である。

　このホームレスの人々の中には著しい栄養の不足により，壊血病，ウエルニッケ脳症，ペラグラの発症例もあるとのことであり，栄養状態が相当悪い人々も存在していることがうかがえる。その人々の栄養状態を良い状態に維持することを目的としたプロジェクトが行われている。NGOが中心となって，シェルターを訪れた人々に対して，詳細な栄養調査（1998年）を行い，不足した栄養を中心として，廉価で利用しやすい，安全な栄養補給用パック商品を開発してきた。栄養学的に考慮したパック（第一次はPlumpy foodと称するものを開発し，それに基づいて現在は第二次製品としてVitapocheを開発）をシェルターを訪れた人々に与えている。Plumpy foodは50gのパックであった。このパック製品に対し多くの質問用紙による調査を行いより利用効率の高い，栄養学的に過量にもならず不足にもならない製品を開発した。それはVitapocheという名の製品で，チョコレート風味をつけた，カリウム，n-3系脂肪酸，カルシウム，亜鉛，ビタミンC，D，E，B_1，B_{12}，ナイアシン，葉酸を強化したものである。不足するミネラルとして亜鉛，カリウム，カルシウム，マグネシウムを加えている。下記にその内容の概要を示しておく。これらはシェルターを訪れた人々の約2/3が利用している。しかも安価であるとのことである。このような栄養学的な援助がフランスで行われていることは私たちも知っておく必要があると考え紹介した。

Vitapoche 1パック（75g）の含有栄養

総エネルギー	377 kcal	マグネシウム	65 mg
炭水化物	133 kcal（総エネルギーの35.3%）	亜鉛	5 mg
脂　肪	210 kcal（同上の55.7%）	ビタミンB_1	14 mg
たんぱく質	34 kcal（同上の9.0%）	ナイアシン	18 mg
飽和脂肪酸	10.2 g	葉酸	200 mg
多価不飽和脂肪酸	4.5 g	ビタミンB_{12}	10 μg
一価不飽和脂肪酸	8.5 g	ビタミンC	80 mg
n-6/n-3比率	2.4	ビタミンD	5 μg
カルシウム	800 mg	ビタミンE	5 mg
カリウム	607 mg		

文　献

1) 国立健康・栄養研究所：災害時の栄養・食生活に関して，
   http://www.linkdediet.org/hn/modules/pico/index.php?content_id=548
2) 国立健康・栄養研究所，日本栄養士会：災害時の栄養・食生活支援マニュアル，2011，
   www.dietitian.or.jp/eq/pdf/5.pdf
3) 国立保健医療科学院：災害時の栄養・食生活支援サイト，
   http://saigaieiyou.niph.go.jp/
4) 日本公衆衛生協会：健康危機管理時の栄養・食生活支援メイキングガイドライン，2010，
   http://www.jpha.or.jp/sub/pdf/menu04_2_02_all.pdf
5) 日本公衆衛生協会：健康危機管理時の栄養・食生活支援ガイドライン—その時，保健所管理栄養士は何をするか—，2007，http://www.hc-kanri.jp/4_katudo/4_1.html
6) 新潟県：災害時栄養・食生活支援活動ガイドライン，2006，
   http://www.kenko-niigata.com/21/shishin/sonotakeikaku/saigaijieiyou.html
   同 — 実践編 —，2008，
   http://www.kenko-niigata.com/21/shishin/sonotakeikaku/jissennhennpdf/01_02_03.pdf
7) 兵庫県保健環境福祉部：災害時食生活改善活動ガイドライン，1996，
   http://web.pref.hyogo.jp/hw13/hw13_000000039.html
   兵庫県栄養士会「命を支える食生活を守るために」，1997，
   http://www.lib.kobe-u.ac.jp/directory/eqb/book/10-356/index.htm
8) 北海道：災害時・緊急時の簡単栄養確保の手引き，
   http://www.pref.hokkaido.lg.jp/hf/kak/tkh/framepage/saigaie.htm
9) 福岡県：災害時における食の備え，2006，
   http://www.pref.fukuoka.lg.jp/a10/saigaijinosyokunosonae.html
10) 炊出しのためのメニューと料理法（レシピ），ねりま減災どっとこむ（練馬区），2008，
    http://www.nerima-gensai.com/cooking_menu/index.html
11) Sawka M.N.: Physiological consequences of hypohydration: exercise performance and thermoregulation. Med Sci Sports Exerc, 1992; 24 (6); 657-670.
12) Mancilha-Carvalho J.J., Souza e Silva N.A.: The Yanomami Indians in the INTERSALT study. Ar Qbras Cardiol, 2003; 80 (3); 295-300.
13) Houston M.C., Harper K.J.: PharmD4 Potassium, Magnesium, and Calcium : Their Role in Both the Cause and Treatment of Hypertension. J Clin Hypertens

(Greenwich), 2008 ; 10 (7 Suppl 2) ; 3-11.
14) Ascherio A., Rimm E.B., Hernan M.A. et al. : Intake of potassium, magnesium, calcium, and fiber and risk of stroke among US men. Circulation, 1998 ; 98 ; 1198-1204.
15) Kawano Y., Minami J., Takishita S. et al. : Effects of potassium supplementation on office, home, and 24-h blood pressure in patients with essential hypertension. Am J Hypertens, 1998 ; 11 (10) ; 1141-1146.
16) Appel L.J., Moore T.H., Obarzanek E. et al. : A clinical trial of the effects of dietary patterns on blood pressure. Research Group. N Engl J Med, 1997 ; 336 ; 1117-1124.
17) Black M.M. : Micronutrient deficiencies and cognitive functioning. J Nutr, 2003 ; 133 (11 Suppl 2) ; 3927S-3931S.
18) Wang K., Zhou B., Kuo Y.M., Zemansky J., Gitschier J.A. : novel member of a zinc transporter family is defective in acrodermatitis enteropathica. Am J Hum Genet, 2002 ; 71 (1) ; 66-73.
19) Prasad A.S., Beck F.W., Bao B. et al. : Zinc supplementation decreases incidence of infections in the elderly : Effect of zinc on generation of cytokines and oxidative stress. Am J Clin Nutr, 2007 ; 85 ; 837-844.
20) Daren L., Knoell D.L., Julian, M.W. Bao S., Besecker B., Macre J. E., George D. Leikauf, Robert A., Silvestro D., and Elliott D. : CrouserZinc deficiency increases organ damage and mortality in a murine model of polymicrobial sepsis. Crit Care Med, 2009 ; 37 (4) ; 1380-1388.
21) Rude R.K., Gruber H.E. : Magnesium deficiency and osteoporosis : animal and human observations. J Nutr Biochem, 2004 ; 15 (12) ; 710-716.
22) Soltani N., Keshavarz M., Sohanaki H., Dehpour A.R., Zahedi Asl S. : Oral magnesium administration prevents vascular complications in STZ-diabetic rats. Life Sci, 2005 ; 76 (13) ; 1455-1464.
23) Bobkowski W., Nowak A., Durlach J. : The importance of magnesium status in the pathophysiology of mitral valve prolapse. Magnes Res, 2005 ; 18 (1) ; 35-52.
24) Chobanian A.V., Bakris G.L., Black H.R., Cushman W.C. et al. : The Seventh Report of the Joint National Committee on Prevention, Detection, Evaluation, and Treatment of High Blood Pressure : the JNC 7 report. JAMA, 2003 ; 289 (19) ; 2560-2572.
25) Thys-Jacobs S., Starkey P., Bernstein D., Tian J. : Calcium carbonate and the

premenstrual syndrome: effects on premenstrual and menstrual symptoms. Premenstrual Syndrome Study Group. Am J Obstet Gynecol, 1998 ; 179（2）; 444-452.
26) Thys-Jacobs S., Donovan D., Papadopoulos A., Sarrel P., Bilezikian J. P. : Vitamin D and calcium dysregulation in the polycystic ovarian syndrome. Steroids, 1999 ; 64(6) ; 430-435.
27) Darmon N. : A fortified street food to prevent nutritional deficiencies in homeless men in France. J Am Coll Nutr. 2009 ; 28 ; 196-202.

第5章　災害時に学んだこと，伝えたいこと
―日本栄養士会：東日本大震災

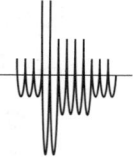

中村　丁次[*]

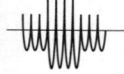

1．支援活動のプロローグ

（1）地震緊急対策本部の立ち上げ

　2011年3月11日，わが国は未曾有の大災害に見舞われた。私どもは，テレビに映し出される光景を観て，いったい何が起きているのかわからないまま，ただ言葉を失った。しばらくして，すべての人々が，これは，自分自身が何かをしなければならない事態が生じていると感じた。食事に関しては，被災後2～3日目に自衛隊の炊き出しが始まり，避難所では，おにぎりとみそ汁が配給され始め，テレビの解説者は，これで食事の方は大丈夫でしょうとのコメントをしていた。しかし，著者は，逆に「これはまずい」と直感した。日本人には，古くから，非常時にはとにかくおにぎりさえ配給すれば，元気が出て何とかなるとの思いがある。しかし，白米のおにぎりだけでは各種のビタミンが不足し，代表的な欠乏症としての脚気が発生しやすくなり，この病気で多くの人々を失った歴史的事実がある。

　大地震が発生した直後から阪神・淡路大震災を経験した関西の栄養士たちが，今回の災害に対する支援体制を作る準備を始めた。3月15日には，（社）日本栄養士会に「東日本大震災対策本部」を立ち上げ，ホームページと「日本栄養士会雑誌」（4月号）を通して，会員への協力を呼びかけた（図5－1）[1)]。

[*]　（社）日本栄養士会，神奈川県立保健福祉大学

東北地方太平洋沖地震緊急対策本部を立ち上げる
― 私たちは、手を差し伸べる使命と知識、さらに技術を持っています ―

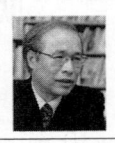

(社)日本栄養士会東北地方太平洋沖地震緊急対策本部本部長
((社)日本栄養士会会長)
中村丁次

　今回の東北地方太平洋沖地震において、大きな被害を受けられた国民の皆様、日本栄養士会の会員およびその関係者の皆様に、心よりお見舞いを申し上げます。
　人は、いかなる状況においてもエネルギーと栄養素を補給し続けなければなりません。それは、これらが生命の灯であり、人はこの灯を絶やしてしまうと生きていけないからです。しかし、3月11日の午後、突然に襲った一瞬の大地震が、この地域に住むすべての人々のこの灯を不安定な状態にしてしまいました。
　管理栄養士・栄養士は、人がどのような状態に置かれても、その命を守るためには適正な栄養補給がなされなければならないとの強い思いを心に秘め、日々いろいろな職場で、栄養管理、栄養指導、さらに栄養教育を行っています。今回の大地震と大津波により、食べ物自体が不足している人、食べ物はあっても調理ができない人、温かいご飯やみそ汁さえ飲めない人、適正な食品が選択できない人、食事の偏りにより栄養障害を起こしつつある人、ミルクが不足したり、離乳食がとれないお子さん、特別な治療食品が手に入らなくなったり、食事療法が実行できなくなった患者さん、精神的ストレスで食べる意欲さえ失ったご高齢の方々等、食事や栄養の問題で悩む多くの人たちが発生しました。
　どのような状況においても、適正な栄養管理、栄養指導、さらに栄養教育をすることは私たちの使命であり、通常の食事が困難になればなるほど専門職としての援助が必要になります。人は、苦しみ悩む人がいれば自然に寄り添い、手を差し伸べる感性を持っています。幸いなことに管理栄養士・栄養士は、少しばかりかもしれませんが、その苦しみや悩みを解決できる知識と技術も持っています。皆様ぜひ、管理栄養士・栄養士にご相談ください。
　そして、一人でも多くの会員がその手を差し伸べられることを強く望んでいます。

図5-1　「日本栄養士会雑誌」誌面での呼びかけ[1]

　呼びかけた趣旨は，管理栄養士・栄養士は，人がどのような状態に置かれても，その命を守るためには適正な栄養補給が必要であり，その支援をすべき強い使命をもっている。今回の大地震と津波，さらに放射線汚染により，食べ物自体が不足している人，食べ物はあっても調理ができない人，温かいご飯やみそ汁さえ飲めない人，適正な食品が選択できない人，食事の偏りにより栄養障害を起こしつつある人，特別な治療食品が手に入らなくなった人，食事療法が実行できなくなった患者さん，さらに精神的ストレスで食べる意欲さえ失った高齢者など，食事や栄養の問題で悩む多くの人たちが発生している。このよう

1. 支援活動のプロローグ

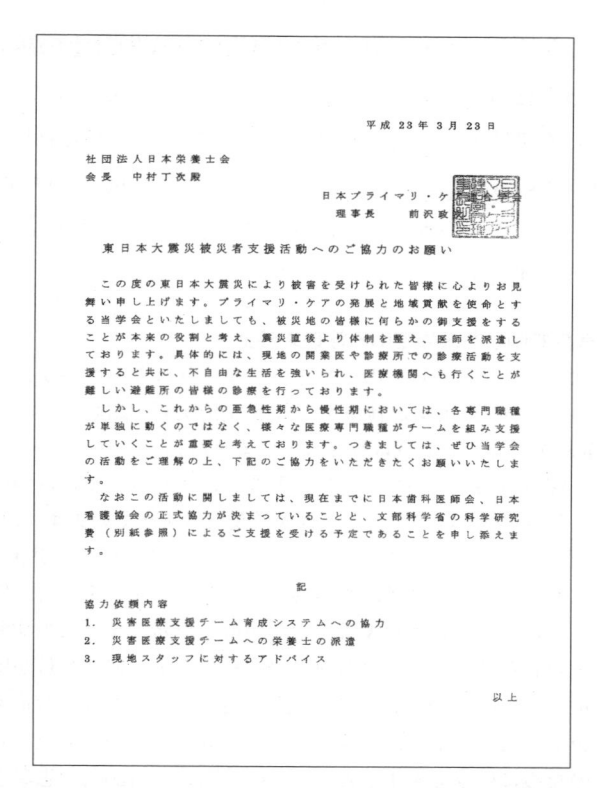

図5-2 日本プライマリ・ケア連合学会からの協力依頼

な時こそ，私たち栄養の専門職は，勇気をもって，苦しみ悩む人々に手を差し伸べなければならないと，呼びかけたのである（図5-1）。すると，翌日からボランティア活動への希望者が，私どもの想像以上に現れ，支援金も送られてくるようになった。

3月13日，先発隊として迫専務理事が現地入りし，その後，日本栄養士会の多くの役員が参加し，本格的な支援活動の体制づくりが始まった。その過程で，日本プライマリ・ケア連合学会からも正式な協力依頼があり，このことも私どもが組織を上げて正式に取り組む契機になった（図5-2）。

(2) アメリカABCニュースが，南相馬市の管理栄養士の訴えを報道

　地震発生から1週間が経過した頃，被災地での栄養問題がまだ表面化しなかったために，日本では栄養や食事に関するマスコミからの報道は少なかった。しかし，アメリカのABCニュースは，病院の栄養士の話をいち早く取り上げた。ニュースキャスターのカレン・カールソンさんが，日本の友人からの情報として次のような報道を行ってくれたのである。

日本の地震：病院で助けを求めている管理栄養士
　管理栄養士は，人がどれくらいの食物を食べなければならないかについて計算できる専門職です。しかし，彼女が勤務する南相馬市の病院には，入院している120人の患者の命を維持できるほど食糧は残されていません。
　「我々は完全に孤立しています。120人の患者さんに残されているのは20日分の米と1週間の軟らかい食物だけです」と，管理栄養士は訴えています。「80人の医療スタッフは，患者を助けるために，ここに残っています」。スペースに限界があるため，日本の病院では大きな食料品置場が基本的に存在しません。また，人口密度の高い国であるために，食物を備蓄する場所が少ないのが現状です。この病院は，福島第一原子力発電所の30キロメートルの圏内の中にあります。彼ら全員が屋内にいなければいけません。しかし，「誰も，燃料や食物を運んで来ません。政府も民間のセクターも。民間企業の人々と市民は，安全のために避難することを決定し，放射線の被爆の危険性のために戻って来ません」。女性たちには，120人の患者さんを残して去る選択肢はありません。医療スタッフが外に出るならば，死に近い虚弱な人々を残すことは言うまでもなく，彼らは放射線汚染を受けることになります。食物供給の減少，燃料回復が皆無な徴候，当局と外界とのコミュニケーションがほとんどとれない状況は，津波から離れることにより回復しつつある安全性に対する感覚をも剥ぎとってしまいそうです。
　「混乱状態になりました」と，管理栄養士は言います。
　彼女は，まさに世界の人々が聞いてくれることを望んでいます。そして，それは日本政府も例外ではありません。核の脅威は，日本だけへの影響ではなく，グローバルな問題になります。私は，日本の政府に他の国からの援助を求めて，国際的な危機としてこの災害を乗り越えることに取り組んで欲しいのです。
　日本の東北地方は，地上での厳しい寒さと，上空でばらまかれつつある核に対する恐怖により，孤独と無力感にさいなまれつつあります。壊滅する景色に囲まれ，不確かな将来と恐れだけが，この空間を満たしています。

一人の管理栄養士の訴えは，世界の人々が被災地における栄養と食の重要性を知ることになり，カナダの国際栄養士連盟のマーシャ・シャープ事務局長からは，今回，日本栄養士会が対策本部を立ち上げたことは，今後，世界の栄養士活動に大きな意味をもつことになるとのメッセージが届いた。

2．実際の支援活動

(1) 宮城県気仙沼市での支援活動

　被災地への派遣は，3～4人が一つのグループを形成し，平均1人が3泊5日のスケジュールで運営した。本格的な支援活動は，日本プライマリ・ケア連合学会からの依頼があった気仙沼市から行った。つまり，活動拠点を日本プライマリ・ケア連合学会東日本大震災支援プロジェクト（PCAT）と災害派遣医療チーム（DMAT）と同様に，気仙沼市民健康管理センター「すこやか」に置いたのである。実際の活動は，地元の管理栄養士と連携して，支援物資の調整問題について協議し，現地での問題点を整理することから始めた。

　PCATのミーティングでは，日本栄養士会からの支援物資（経口・経腸栄養剤，各栄養サプリメント，総合ビタミン飲料，グルコパル，アイソカルゼリーなど）について報告され，その活用法が議論された。また，褥瘡患者の症状が悪化し始めているとの報告があり，管理栄養士は栄養療法の有効性を提案し，避難所と在宅への介入を行った。行政管理栄養士とのミーティングでは，唐桑地区の在宅生活者に低栄養が疑われる者が多く，管理栄養士の介入依頼があり，4月1日に現地で指導を行った。

　一方，気仙沼市の小学校，中学校，市民会館等の避難所に行き，避難所における食事の実態調査を行い，次のような問題点を明らかにして，その対策を講じた。

　① 避難所に保管される支援物資は，一箱に複数の食材が混入されていて，必要とされる経腸栄養剤や水分補給剤などの特殊食品が埋もれていて使用できない。

②　支援物資の中は，菓子が多く，毎日分配しているが，飽きて食べきれない人も出始めている。
③　治療食を必要とする対象者が正確に把握できない。
④　高血糖，高血圧の人が現れ始めている。
⑤　炊き出し（ちゃんこ鍋，カレー）に飽きている。
⑥　朝食はパンやおにぎりばかりなので，食べたくないために朝食を抜く人も増えてきている。
⑦　避難所では並んで食事をもらうので，高齢者の中には並ぶことが苦痛になり，食事を抜くことも増えている。
⑧　在宅におけるライフライン（電気，ガス，水道）が復旧されず調理できないので，炊き出しに頼っている。
⑨　食材が不足し，1日1～2食に減らしている高齢者もいる。
⑩　脱水，低栄養が疑われる在宅療養者が存在する。
⑪　行政栄養士の人員不足により栄養士の活動が停滞している。

（2）岩手県での支援活動

　岩手県では，岩手県栄養士会が中心となり，①釜石・大槌地区，②宮古地区，③大船渡地区の3か所に支援拠点を設置した。例えば，宮古保健所管内では，優先順位が高い山田地域の豊間根中学校，山田北小学校，山田南小学校，山田高校で栄養・食事指導を行った。
　その結果，次のような問題点が明らかになり，これらに対応した支援活動を行った。
①　おにぎりより，温かいご飯やパンが望まれている。
②　たんぱく質食品と野菜類が不足している。
③　食器不足に対応する使い捨ての食器が必要である。
④　栄養士に，支援食糧を使った献立のアドバイスを希望している。
⑤　昼は各自で食べているので，夕食の炊き出しをしてほしい。
⑥　管理栄養士から栄養・食事指導を受けたがっている。

(3) 福島県いわき市での支援活動

　福島県では，放射線汚染という岩手県，宮城県とは別の問題を抱えている。地元の栄養士が，問題点を抽出するために避難所で，在室していた避難者に食事の聞き取り調査を行った。この地域の避難所では，一般に昼，夕食の2回の食事で，朝食は前日の残りの菓子パンを食べていたが，各避難所で食事に内容の格差が観察された（表5-1）。

　表に示したように，一般的には，炭水化物食品が中心の食事となり，肉類，魚介類，卵，牛乳・乳製品，野菜類の摂取が極めて少なく，支援物資としての菓子類の摂取量が多いことがわかる。

表5-1　避難所の食事例（福島県いわき市）

避難所の特徴		朝食	昼食	夕食	その他
一般的な避難所（高等学校）	例1	菓子パン2個	炊き出しご飯250g, 豚汁200～250g(肉約20gとごぼう，ねぎ，大根)	ご飯250g, 豚汁200g(おかわり自由)	菓子パン2個，野菜ジュース300mL, 水やお茶600mL
	例2	菓子パン2個	炊き出しご飯250g, 豚汁200～250g(肉約20gとごぼう，ねぎ，大根)	うどん，おにぎり 漬物	菓子パン1個，野菜ジュース300mL, 水やお茶600mL
調理器具があり，被災者に調理師がいた避難所（公民館）	例1	震災用五目ご飯200g, みそ汁(こまつなと卵半分)	菓子パン1個，ミルミル1本，トマト1個	ご飯250g, 納豆，ほうれんそうと生ハム和え物	―
	例2	震災用五目ご飯200g, みそ汁(こまつな)	菓子パン1個，ミルミル1本，トマト1個，バナナ1本	震災用おにぎり，手作りカレー	―
炭水化物食品以外の物資が少ない避難所（公民館）	例1	ジャムパン2個	ピーナッツパン	おにぎり2個，豚汁	せんべい3枚，菓子パン1個，水分(水, お茶，スポーツ飲料500～800mL)
	例2	ジャムパン2個	おにぎり1個，ふりかけ，みそ汁，オレンジ1個	おにぎり1個，みそ汁	菓子複数(せんべい3～5枚)

3. 管理栄養士, 栄養士による支援活動

今回の日本栄養士会の行った組織的支援活動の経験から, 次のような栄養・食生活支援の必要性が明らかになった。

(1) 避難所内被災者全体の栄養状態の改善と悪化防止

避難所内での被災者の食事は, 限られた食糧の供給によって構成されているために, 被災者の栄養状態が悪化しやすく, その改善と防止の必要性が明らかになった。具体的には, 多くの被災地では次のような問題点が発生している。

① 栄養的に偏った食糧支援

被災地への支援物資は, 現地のニード分析が行われないまま, 支援者の思いで一方的に送られるために栄養的に偏った食品が大量に送られる場合が多い。例えば, 即席ラーメンや菓子パン, アルファー米など, 炭水化物食品が中心となり, たんぱく質食品や野菜・果物類が不足する傾向がある。

② 過度な平等性による食糧分配

避難所では, すべての支援物資は平等性の分配で貫かれている。支援される食糧は, すべての被災者に平等に分配されるために, 避難者の年齢や栄養・健康状態, さらに摂食能力などへの配慮がなくなってしまう。

③ 賞味期限内での分配

限られた期間での食糧の分配になるために, 被災者個々の栄養必要量とは, 関係なく食糧が提供され, 提供を受けた被災者は期限内で食べることになる。

以上のような問題を解決するために, 避難所での栄養管理は, 食糧の入荷, 消費, 在庫などを総合的に把握し, 食糧の過不足を判断し, 栄養学的にバランスのとれた食品の配給が必要になる。また, 各避難所間での食糧の交換, 不足食品の補充などを行うためには, 避難所どうしでの連携が必要になる。実際, 栄養士が避難所に投入され避難所間での情報や食糧の交換が行われるようになると, 食糧の配給状態は著しく改善され, 避難所での食事内容も良くなった。

また，多くの避難所では，ご飯とみそ汁が自衛隊の炊き出しにより供給され，エネルギーと糖質の供給は十分行われていたが，ビタミン，ミネラル，たんぱく質の不足が顕著となっていた。栄養士による自衛隊への説得により，白米にビタミンの強化米が混入されることになり，ビタミン不足を防ぐ対策をとることができた。また，被災3か月目に入り，J-ミルクからの支援により，栄養士会を介して，冷たい牛乳を配食できるシステムを稼働させることができるようになった。避難所での食事が高炭水化物食になる傾向があるので1本の牛乳をプラスすることでたんぱく質，ビタミン，ミネラルを供給することができた。

(2) ハイリスク者への対応

　被災者の中には，立ちくらみ，疲労，口内炎，風邪，食欲低下，嘔気，便秘，下痢，貧血などの症状を訴えたり，褥瘡，やせ，誤嚥，咀嚼障害，脱水，浮腫，経管栄養の使用者など，栄養や食事に対して積極的に介入しなければならないハイリスク者が存在した。このような人たちには，詳細な栄養アセスメントを行い，提供する食品の調整と同時に，食糧の供給が限られた中での栄養状態の改善になるので，サプリメントの利用は不可欠であった。日本栄養士会は，対策本部を立ち上げると同時に，栄養サプリメント，病者用特別用途食品などの支援に対して，賛助会員の中からメーカーに協力をお願いした。メーカーから，大量の支援物資が日本栄養士会の事務所に届き，これらをそれぞれの被災地の必要性に応じて配送し，支援活動に入った管理栄養士が各対象者に栄養アセスメントを行い，その結果に基づき個々に直接手渡しした。

(3) 傷病者への栄養食事指導と病者用特別用途食品等の活用

　肥満ややせ，さらにたんぱく質，各種のビタミン，ミネラル，食物繊維の欠乏症のような栄養障害の予防や治療のために食品の適正な選択や調理法を指導すると同時に，肥満，糖尿病，腎臓病，高血圧などの慢性疾患や食物アレルギーを有する傷病者への栄養・食事療法の指導も行った。一般の食品が限定されているので，食事療法を実践することは困難であることから病者用特別用途食

品などの活用が必要になる。しかも，これらを効果的に活用するには専門的知識を有した管理栄養士による支援が不可欠であった。

(4) 医療施設，福祉施設や在宅有病者への支援

被災した地域の医療施設，福祉施設においては，以前からの患者や入所者と同時に新たな避難者への対応が必要となり，食糧やマンパワーが不足し，栄養管理が困難になっていた。このような場合に，外からの管理栄養士，栄養士会の支援が必要であった。

また，在宅訪問栄養食事指導を受けている患者に対しても継続的な指導が必要であり，管理栄養士の派遣は支援活動として重要であった。

4．まとめ

㈳日本栄養士会は災害対策本部を立ち上げ，2011年8月31日までに406名の管理栄養士・栄養士を派遣し，ビタミン強化米，サプリメント，牛乳，スキムミルク，野菜ジュース，病者用特別用途食品等を中心に総額約2億5千万円相当の支援物資を被災者に手渡ししてきた。被災地へのこのような大規模支援を

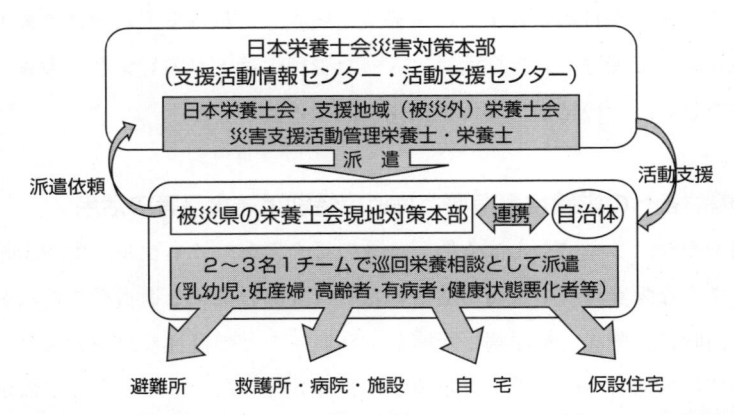

図5-3　日本栄養士会が実施する災害支援管理栄養士・栄養士の派遣（概要）

栄養士会が独自に行った例は，世界にない。そのために当初手探り状態での対応であったが，個々への具体的対応を経験することにより，支援への体制化とシステム化が出来上がっていった（図5－3）。本来なら，災害の発生直後に管理栄養士が現地入りし，広範囲の栄養アセスメントを行い，食糧援助や人的援助に関する計画を作成し，具体的援助活動を実施すべきであったと考えている。今後の課題である。

　最終的には，地元の管理栄養士・栄養士活動が元気を取り戻し，自立できるような仕組みを再構築することが重要なのである。そのためには長期的展望による日本栄養士会の支援が必要だと考えている。

文　　献
1）　日本栄養士会雑誌，2011；54（4）；1．

第6章 災害時に学んだこと，伝えたいこと
――病院現場から：阪神・淡路大震災

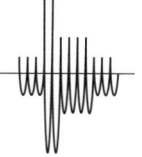

澤田　勝寛*

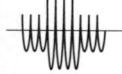

1．はじめに

　1995年1月17日午前5時46分，突然大きな地響きとともに，大地震が阪神・淡路を襲った。マグニチュード7.2の直下型地震。死者6,434人，負傷者4万3,000人，倒損壊家屋25万棟以上という，戦後最大の大災害となった（表6-1参照）。直接・間接的に多くの市民がさまざまな被害をこうむった。子どもや親，肉親を失った悲しみ，住み慣れた家が倒壊もしくは焼失した辛さ，長期間の避難所生活の苦しみ，それこそ筆舌に尽くしがたい苦難があった。そして16年が経った。折に触れては，家族や私が院長を務める病院の職員とも，地震の話をするが，その回数もめっきり少なくなった。病院の被害は甚大でその復興には心血を注いだつもりであるが，その時の辛さや苦しみはほとんど忘れてしまい，今となっては若干の懐かしささえ覚える。このような感覚は，程度の差はあれ，決して私だけのものではないだろう。スタンダールは「思い出の美化作用」と言っているが，「時が経つ」ことの副次的なこの作用に感謝せずにはいられない。

　その矢先の2011年3月11日午後2時46分，東北地方三陸沖に，マグニチュード9.0という阪神・淡路大震災の150倍という衝撃力をもった大地震が発生した（表6-1参照）。大地震は，4階建てのビルをも飲み尽くす大津波を引き起こし，

＊　新須磨病院

表6-1　阪神・淡路大震災と東日本大震災

	阪神・淡路大震災	東日本大震災
発生日時	1995年1月17日午前5時46分	2011年3月11日午後2時46分
地震規模	マグニチュード7.2	マグニチュード9.0
死者・行方不明者	死者6,434人（負傷者4万3,000人）	死者1万5千人超，行方不明者4,000人弱
その他	倒損壊家屋25万棟以上	津波最大18メートル 福島第一原発事故

多くの人命とともにリアス式海岸の町や村を根こそぎ奪い去った。さらには，東京電力福島第一原子力発電所（福島第一原発）に甚大な損傷をもたらし，レベル7という放射能汚染が広がり，未だ収束のめどが立っていない。東日本大震災と命名された大地震は，広域性，死者数，日本経済への影響，放射能汚染など，阪神・淡路大震災とは比較にならないほどの大きな被害をもたらしている。しかし，個々の被災者や被災病院の状況は，共通する部分がかなりある。16年前に当院が受けた被害とその対応を振り返りつつ，今回の東日本大震災の甚大な被害に思いを馳せながら，災害対策について考えてみた。

2．大地震発生時の病院と地域の状況―当日から1年後まで

　ゴーという大きな地響きを伴った突き上げるような激しい衝撃で目が覚めた。地鳴りと大きな余震が続く。懐中電灯の行方さえわからず，家族4人暗闇の中で抱き合って夜明けを待った。食器，本，調度品が散乱し足の踏み場もない中で，ようやく眼鏡をみつけ，家族に負傷がないことを確認して，車で病院へ向かった。
　須磨を東西に走る国道2号線に降りる坂道では，倒れた塀が道をふさぎ，車が立ち往生していた。道を迂回し何とか国道へ出た。道はうねり，電線はいたるところで垂れ下がり，ビルが腰を折るように倒れている。木造家屋の倒壊が目立つ。信号は消え，車の往来もなく，人影もまばらで，街は静まり返っていた。息子とよく行った模型店が燃えていた。病院の周囲の家々は崩れ落ち，病

2．大地震発生時の病院と地域の状況—当日から1年後まで　　105

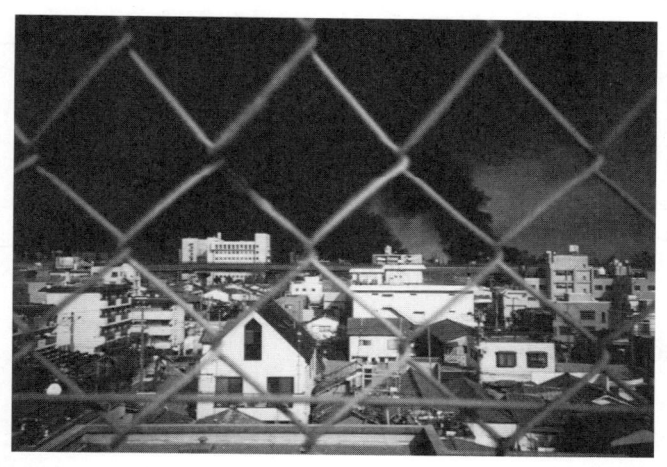

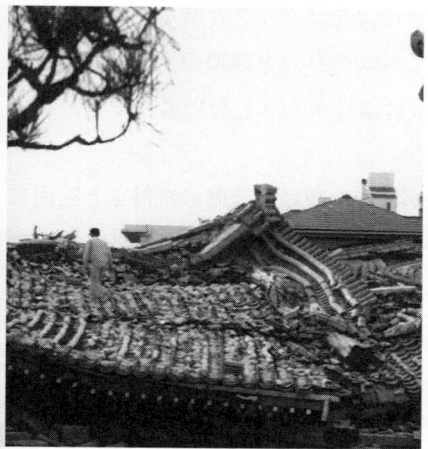

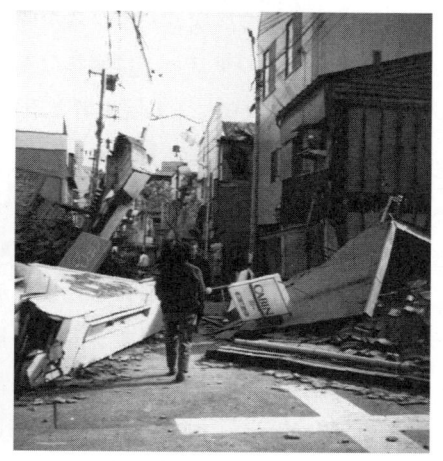

図6-1　震災直後の須磨地区の様子

院の東にある商店街は全滅である。3年がかりで建立したお寺の本堂も屋根だけが残っていた（図6-1参照）。病院裏の洗濯屋は1階が壊れ，2階部分が駐車場に止めてあるライトバンを押しつぶしていた。病院に隣接する木造アパートは病院にもたれかかるようにして倒れていた。夜明けの薄明かりの中で，病院が崩れていないことは確認でき安堵の思いがこみ上げた。

表6-2　病院の状況

- 病院には最初軽症の人が押しかける
- 次に骨折程度の人が来院
- 次に担架で運ばれてくる重症患者が増える
- 死亡患者の蘇生はなかなか中断できない
- トリアージができていなければ軽症者に手をとられ重症患者の治療ができない
- 透析患者は緊急対応ではない
- その後は、避難所になる

(1) 地震当日の様子（表6-2参照）

　ようやく辿り着いた病院は、自動ドアは開いたままになっており、天井からポタポタと落ちる水の音が異様に響く奇妙な静寂に包まれていた。売店横の自動販売機が横倒しになり、ガラスが砕けその上をザクザクと踏んで医局へ向かった。医局の中のソファーは倒れた本棚で脚が折れ、十数個の机がずれて動き片隅に集まっていた。「入院患者と看護師にはけが人はいないようです」という当直医の報告に胸をなでおろした。

　2階から5階まで病棟を回る。薄暗い病棟での夜勤看護師の冷静さと院内に負傷者はいないという報告が大きな救いであった。病院中で器具は散乱し、壁には亀裂が入り、あちこちに水たまりができ、棚という棚は横倒しになり、点滴ビンは砕け散り、薬もカルテもあたり一面に散乱していた。

　時間が経ち、病院へたくさんの負傷者が運びこまれてくるのを見て、極めて重大な現実がわかってきた。停電の中で次々と運びこまれる負傷者。最初は、打撲や挫創などの軽症者が多かった。それでも負傷者が溢れ、外来は収拾がつかなくなってきた。電気もガスも水道も止まり、薄明かりの中での診療が続く（図6-2参照）。

　しばらくすると、家屋の下敷きになった人が運ばれてくるようになった。すでに息絶えている人もいた。気管内挿管、人工呼吸、心マッサージ。するべきことはわかっている。しかし、人手がない。道具もない。そして負傷者はあまりにも多い。外来ベッドはすぐにいっぱいになり、ロビーの長椅子もいっぱいになった。床も負傷者で溢れた。ピアノの下敷きになり圧死の状態で運びこま

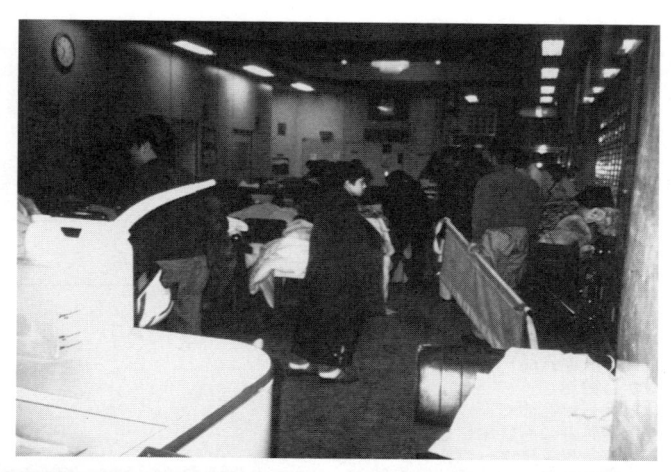

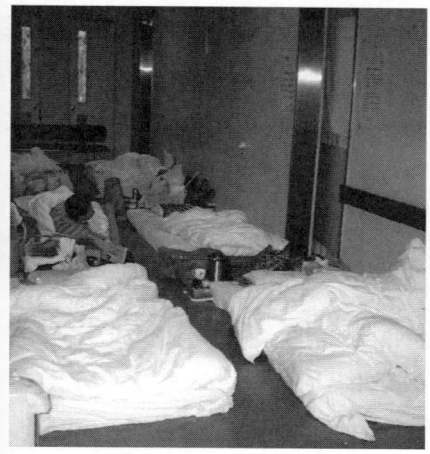

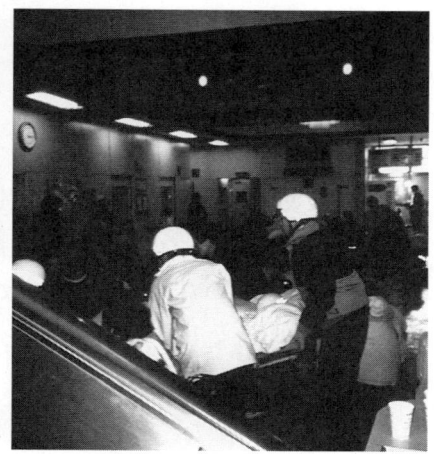

2. 大地震発生時の病院と地域の状況—当日から1年後まで　　107

図6-2　薄暗い病院の中で

れた娘にすがりつく母親。息を吹き返さない妻の胸をいつまでも押し続ける初老の男性。顔じゅう血まみれになりながら老母を抱きかかえ運び込む若い男性。呻き声，号泣，悲鳴。まさに，阿鼻叫喚の世界。無我夢中で治療に当たった。近くの看護師寮から駆けつけ，泣きながら患者の手当てをする若い看護師もいた。電気もない，機器も使えない，薬も足りない。無力感を覚えつつ，とにかく一人でも多くの人を救わなくてはならない。医療に携わる者としての使命感

表6-3　当院管理栄養士の震災当日の一日

◆3時間歩行で病院到着，日清医療食品京都支店に連絡，神戸の被害のない病院でご飯を炊いてもらうことにした
◆調理場散乱，倉庫にパンとジャム，牛乳無事→これを入院患者に提供
◆夕方，特大ポリバケツ2杯のご飯が搬送
　生理食塩水で手洗い，医局でおにぎり，海苔の佃煮，栄養士・調理師4人，腕がだるくなるほど握った

表6-4　当院管理栄養士の活躍

◆当日　昼はパン，夜はおにぎり
　・ほぼ病院に泊まりこみ，とにかく人集め
◆外部委託（日清医療食品）
　・非被災地から搬送
　・菓子パンと弁当でしのぐ
　・スタッフと避難者にも供給　避難所へも
　・お茶，ミネラルウォーターは業者から提供
◆1週間でカセットコンロ　熱いお茶，ご飯
◆2週間でプロパン化，治療食開始　神戸で一番乗り

のみで働いた。

　徐々に被災地域がわかってきた。同じ須磨区でも北のほうの病院は，被害が軽微であることを知った。重症患者を救う道は機能が正常な病院に搬送するしかない。病院の救急車はピストン運転で患者を移送した。救急隊にも依頼した。夕方，電力会社に強引に交渉した結果，仮復旧で病院には灯がついた。朝のパニックも少しずつ収まりかけていた。気が付くと衣服はどろどろで手には血糊がこびり付いていた。手を洗う水もなく，リハビリ用のプールの水で手を洗った。暖房が止まった病院は寒かった。給食の委託会社から大きなバケツで熱いご飯が届いた。調理室のある地下は，液状化現象でどろどろになっている。栄養士は医局の倒れた本棚を調理台にして，点滴用の生理食塩水を使っておにぎりを握り，入院患者と職員と避難してきた人たちに配った（表6-3，表6-4参照）。みんなでむさぼるように食べた。美味しかった。家族をほったらかしで勤務を続けていた看護師に残ったおにぎりをそっと渡した。家には，子ども3人と両親と避難してきた兄弟が待っていた。結局1月17日は推定200名余りの負傷者が来院し，22名が死亡した。

（2）発生1週間までの状況

　2日目。初日に多数の死傷者を受け入れパニックになっていた病院も，翌日にはいくぶん落ち着きを取り戻した。しかし新たな難問が持ち上がった。病棟の被害は軽微であると思っていたが，本館増築棟のジョイント部が破損し「空」が見えている。これがパニックを引き起こした。本館が傾き倒れかけているという噂が流れ出し，職員や患者にも強い不安と動揺をもたらした。強い余震が続き，病院の管理体制が混乱していたため，その不安を抑えることができない。そのため，ほとんど被害のなかった外来棟に入院患者を移すことにした。外来棟1階は負傷者と避難者で溢れているので，その上階に入院患者を移し，一部はベッド，他は床に布団を敷き詰め，仮の病棟とした。

　入院中の重症患者は機能が保たれている他の病院へ移送した。2日目に緊急を要したのは，透析患者である。透析は週3回必要である。一度くらいは何とかしのげるが，それ以上間隔があくと死に至ることがある。1回の透析には精製された水が150リットル必要である。水はわずかに供給されていたが，透析機器と配管に大きな損傷を受けており，復旧のめどは立たず，透析患者は他の施設へ移送するしかなかった。情報は極めて乏しかったが，被災を免れた地域の施設へ何とか全員依頼することができた。入院患者は震災前の3分の1足らずとなった。病院の被害もわかってきた。地下は液状化現象と湧水のため，大洪水のあとのような惨状である。重さ6トンのMRIが2メートルほど移動し壁に当たって砕けていた。15トンのガンマナイフも固定ナットがゆがみ位置がずれていた。CTをはじめとする大型機械も大きな損傷を受けている。薬局のほとんどの棚が倒れ，薬と点滴が散乱し，粉薬が砂埃のように隙間風に舞っていた。検査室の検査機器も倒れ，試薬びんが割れ，こぼれだした試薬が鼻をつくような異臭を放っている。病院の建物の被害は軽微であったが，機能は完全にまひしていた。

　3日目。近隣の負傷者の来院も一段落し，重症患者も転院し，診療業務そのものは少なくなってくる。被服は汚れ，ひげは伸び，看護師の顔にも化粧気はない。激戦を一緒に戦ったという，連帯感を感じていた。しかし，職員の疲労

はピークに達している。不眠不休，眠ろうとしても眠れなかった者も多い。根拠のない噂も飛び交う。指示系統の乱れ，見通しのなさから色々な不安が生じてくる。患者は守ることができた。職員も守る必要がある。正確な情報収集につとめ，命令・指示・伝達系統の確立のため，災害対策本部を設立し，理事長を本部長とした組織図を作り院内に掲示した。被害状況の把握，復旧状況の確認，各業者への修理依頼，職員勤務体制の変更，職員と家族の被災状況の把握，マスコミとの対応，行政との折衝，救援物資の受け入れと配布，やることは山積していた。行政や民間の支援活動が始まってきた。市内の火災はようやく鎮火しつつあった。自衛隊の出動を拒み，空中消火活動を躊躇した行政の責任は大きいと思った。

4日目。ほとんどの交通路は寸断されているが，震災前から通院中であった患者が少しずつ来院するようになった。外来棟のフロアーは被災者と入院患者でいっぱいであり，場所を限定して外来を再開した。レントゲン検査などの診断機器，血液検査機器は使用できず，重症患者の診察はできない。患者も職員もみんな疲れている。激しい揺れの恐怖から抜け出すことはできない。待合ロビーはこれまでのような喧騒はなく暗く沈んでいた。患者と交わす言葉も少なく，お互いの無事は喜ぶものの，家の倒壊や家族の安否を聞くにつけ，胸が痛んだ。この頃に初めてライフラインという言葉を聞いた。電気は何とか仮復旧できた。ガスは漏れると危険なのであきらめた。飲料水は確保できる。一番の問題は，生活用水である。水道からわずかに水がでる。貯水槽の水量を常時チェックして，水の使用を制限した。トイレの水は，当時のリハビリ用プールの水を利用した。地下のプールから黙々と，誰も文句を言わず水を運んだ。透析機器の補修が進み，水が確保できれば透析が可能となった。レントゲンフィルムの現像や血液検査機器にも水は必要である。飲料水以外にも診療には多くの水を必要とした。通常1日150トンの水を使用していることを知った。

5日目。職員へ正確な情報を提供するため「災害対策ニュース」の発行を始めた（図6-3）。病院の損害状況と復旧状態，勤務体制，給料のこと，職員の入浴のこと，食事のことを掲載した。公的病院では考えられないことだが，病

平成７年１月２１日

職員各位

新須磨病院災害対策本部

災害対策ニュース１号

大地震発生から５日目となりました。職員の皆様の献身的、超人的な不眠不休の活躍により当院は何とか小康を保ち得ています。皆様に心より深く感謝いたします。このような非常事態のため通常の病院業務は現在のところ破綻し、指示系統は混乱、不確実な情報が氾濫しています。この事態に対処すべく下記のように災害対策本部を設置し、病院業務の復旧にあたっています。

災害対策本部
本部長：澤田善郎　　補佐：松本　悟、澤田勝寛
本部長代理：小島三郎、阿佐部　要
担当責任者：川井行雄、松岡トミエ、平田美文、雨堤鋭四郎、前田文夫、竹本昌代、
多田淑子、岡本光浩、池田昭、森本昇
特別機動隊：岸辺　洋、湊山真枝夫

破損状況
ヒビワレはあ
本館の1.5MR
ガス：復旧時
水：本館は本
しては、本館

勤務について
出勤出来る職
時３０分とし
記録は、タイ

職員の入浴に
エリーネスで
行する予定で

給料について
概算払いで現

病棟再開につ

平成７年２月２７日

職員各位

新須磨病院災害対策本部

災害対策ニュース１５号（最終号）

１月１７日の朝、倒壊した家々の間をぬって辿り着いた病院は、天井からポタポタと落ちる水の音が異様に響く奇妙な静寂に包まれていたように思います。薄暗い病棟での夜勤看護婦の冷静さと院内に負傷者はいないという報告が大きな救いでした。病院中で器具は散乱し、壁には亀裂が入り、あちこちに水たまりが出来、大きな自動販売機が廊下に横たわっていました。棚という棚は横倒しになり、点滴ビンは砕け散り、薬もカルテもそこらじゅうに散乱していました。夢であるなら一刻も早く醒めて欲しいと幾度も思いました。

しかし、時が経ち病院へ沢山の負傷者が運びこまれてくるのをみて、極めて重大な現実を直視出来るようになりました。停電の中で次々と運びこまれる負傷者。家屋の下敷きになり、息絶えてくる方も多数おられました。ピアノの下敷きになり圧死の状態で運びこまれた我が娘にすがりつく母親。息を吹き返さない妻の胸をいつまでも押し続ける初老の男性。顔じゅう血まみれになりながら老母を抱きかかえ運び込む若い男性。呻き声、号泣、悲鳴が交錯した阿鼻叫喚の世界。まさに、地獄の有様でした。私達も必死でした。泣きながら患者の手当てをする看護婦もいました。人手もない、電気もない、器械も使えない、薬も足りない。無力感を覚えつつ、とにかく一人でも多くの方を救わなくてはならない。医療に携わる者としての使命感のみで一晩が過ぎました。気が付くと衣服はどろどろで手には血糊がこびり付いていま

図6-3　災害対策ニュース

院の収入が途絶えるため給料が出ないといった噂も流れた。給料は概算払いで現金支給をすると発表した。通勤事情は悪く，出勤できる職員は限られている。勤務時間の変更と看護師の三交代を二交代に変更した。暖房のない毎日で体が冷え切っていた。体の汚れも気になる。被害の少なかった関連の老人ホームの大浴場で職員の入浴が可能となり，夕方にマイクロバスを運行することにした。通院患者も入院患者も減り，診療そのものは暇になってくる。しかし復旧のための作業は山ほどある。職員から勤務に対する不満が出てきた。長い距離を歩いて出勤してくる職員，泊り込みで働く職員もいる反面，怖いからといって出勤しない職員，来てもお茶を濁すように，すぐに帰る職員もいる。しかし責めることはできない。家の中も大変であろう。家族がけがをしているのかも知れない。家が倒れているかもしれない。欠勤をどう扱うべきか，本部で意見が分

かれた。結局，欠勤扱いはせず，出勤者の勤務状況に応じて特別手当を出すことにした。

　6日目。初めての日曜日。だが被災地には関係ない。各部署に多くの職員が出勤し復旧に向けて働いている。工事関係者も多く見かける。病院周辺の道路は倒壊したビルや家屋の瓦礫のため通行不能箇所が多数ある。近所の家には避難していた人が自宅に戻り，倒壊家屋から身の回りのものを取り出している姿が見受けられる。病院には救援物資が届くようになった。

　7日目。JRが西から須磨駅までつながり，須磨より西の職員が通勤できるようになった。平常の6割の職員であったが，徐々に職員も集まりだした。患者も少しずつであるが，戻ってきた。自衛隊，警察，消防，水道局，ガス会社，電力会社，報道関係者，ボランティアなど，他府県から多くの援護部隊が入ってきた。そのため，神戸市内全体で大渋滞が発生していた。移動するのに一番確実な方法は徒歩，自転車，バイクだった。自転車とバイクは売り切れ，入手が困難になっていた。便乗値上げをする店もある。歩くのは苦にならず1時間や2時間は平気で歩けた。街ではみんな同じような服装をしている。ズック，ズボン，リュックにマスク。スカートをはいた女性は見当たらない。

（3）発生1か月後以降
1）1か月後

　あれほど続いていた余震もほとんどなくなった。近くの家々でも補修工事が始まっている。山のように積んであった廃材や瓦礫が少なくなってきており，いろいろな分野で，復興へ向けた動きが感じられた。

　病院内はほぼ整理も終わり，手術も開始した。検査機器も修理が終わり使用可能となった。大きく破損したMRIもアメリカから技師が泊まり込みで修理に来ており，直る見込みが出てきた。機械の横でシュラフにくるまり，泊まり込みで修理を続ける外人技師の姿に感激した。ガンマナイフは修理後線量測定を行い，その結果の解析結果待ちである。ガスの全面復旧はまだだが，液化天然ガスの個別供給を受けて，一部で時間を限定してガス暖房が可能となった。

勤務はまだ変則勤務であるが，ほぼ通常勤務に戻った．地震で被害を受けた職員のために，緊急融資制度を作成した．通勤困難な職員には病院近くの看護師寮を一時開放し仮宿舎とした．関連の透析病院の損壊が大きく，一時閉鎖し全面改修を行うことになり，その患者を当院に受け入れ，職員も当院で一時的に働くことになった．

　同じ法人で運営している医療専門学校の生徒用に，校庭にプレハブ住宅を建築し，学生寮とした．応急処置は終わったが，これからの本格的な復興を思うと気が重くなっていた．

2）2か月後

　3月20日，東京都の地下鉄でオウム真理教による地下鉄サリン事件が発生した．それまで阪神・淡路大震災一辺倒だった国民の関心が，一気に東京に移った．マスコミ報道もサリン事件ばかり．あれほど大震災から復興と注目を集めていた神戸であったが，サリン事件以降は忘れ去られたような気になったのも事実である．

3）6か月後

　病院の大規模補修工事も終了した．病院の機能は完全に戻っている．震災を契機にやむなく病院を去っていった職員もいる．職員も患者も，会話の最後は地震の話で締めくくる．須磨区を含め，激震地では人口が激減した．患者数も減った．当院は，多額の補修費を捻出するため，病院近代化施設整備事業の特例を受ける必要があった．1割のベッド削減をし，4病棟のうちの1病棟を療養型に変更し，余剰看護師を他病棟に振り分け，新看護基準を取得した．これにより，月500万円の増収を図ることができた．

　神戸を東西に走る主要鉄道と幹線道路の復旧工事は急ピッチで進んでいる．太い道に面した倒壊家屋の撤去作業も順調に行われている．しかし，一歩路地に足を踏み入れると，崩れ落ちた壁が肩を寄せ合うようにもたれあい，取り壊しの日を待つ家々も多く残っている．ちょっと高台から市内を眺めると，シミのように見えるブルーシートで覆われた家屋が数多く点在している．家を失った被災者の住宅問題，仮設住宅での高齢者の孤独死．震災による企業倒産と雇

用不安などをみるにつけ,いまさらながらに大震災の残した爪あとの大きさに驚かざるを得ない。

4) 1年後

地震で当院に倒れかかっていたアパートの跡地(200坪)を入手することができ,そこにリハビリ病棟の建築を開始した。仮設住宅用に提供していた土地に,老人保健施設の建築も決まった。病院は建屋も機能も完全に回復した。地震で得た教訓をもとに,建物の補強補修計画を作っていった。救急外科関連学会をはじめ,さまざまな学会で阪神・淡路大震災時の対応が論じられるようになった。マニュアルの整備や食料品・水・医薬品の備蓄も必要といわれるようになった。当院も水の備蓄,食糧の備蓄を当初は行っていたが,喉元過ぎれば熱さ忘れるとはこのことで,次第に備蓄はなくなった。だた,地震はある地域に限定した災害であり,経験からいうと,最初の3日くらいしのげば何とかなるとの思いが強く,費用対効果を無視した備蓄は不要と考えた。東日本大震災は,非常に得がたい経験であり,これを機会にあらためて危機管理の意識が芽生えたともいえる。

3. 大震災を体験して

(1) 大震災? どこかで聞いた話

阪神・淡路大震災を体験するまでは,雲仙普賢岳の大噴火,奥尻島の大津波など,記憶に残る大災害であっても,驚きこそすれ,実感としては感じることはできなかった。阪神・淡路大震災の前年に起こったノースリッジ地震などはしょせんアメリカの出来事であり,高速道路の倒壊を見ても,日本ではあり得ないことと考えていた。現に,日本では建築関係の専門家は,日本では考えられないと自信をもってコメントを出していた。しかし,自分が経験してから後,中国雲南省の大地震,トルコ大地震が起こり,ニュース画面がとらえる以外の悲惨な状況が想像でき胸が痛んだ。その後も大地震は次々と起こった。台湾地震,中越地震,四川地震,スマトラ地震,ハイチ地震などはまだ記憶に新しい。

(2) 裏切られた思い込み

　神戸には地震は起こらない，日本の高速道路は倒れない，安全と水はただ，ガス・電気・水道はあって当たり前，電話も交通網も整備されている，食事は1日三度，毎日お風呂，と私が勝手に思い込んでいたことが，この地震では見事に裏切られた。地震後に広く公表された活断層マップを見て，神戸に地震が起こらないというのは，単なる無知に過ぎなかったことを痛感した。活断層とは葉っぱの筋のようなものであり，その上に乗っているかいないかで被害の程度が大きく異なる。当院のある須磨南地区は倒壊家屋が多く，被害は甚大であったが，ほんの1キロ程北に上がると被害は軽微であり，地震後しばらくするとレストランが開店していた。神戸市の被災地を鳥瞰すると，モザイク状に被害地域と非被害地域が混在しており，活断層の有無が被害の程度に大きな影響を与えていたことがわかる。前年にアメリカのノースリッジで起こった地震のときに，日本の建築専門家が「日本では考えられませんね」といっていたことを覚えている。人のことを言えた義理ではないが，何事に対しても明日はわが身と心すべきであるとの教訓であろう。

　東日本大震災の被災地，東北地方三陸海岸は昔から津波による被害があったため，堤防の強化や高台への避難という意識は高かったようである。しかし今回の津波は，堤防を破壊し，家も車も飲み込みながら押し寄せた。地震の規模も津波の高さも想定を越えた大きなものであり，準備していた避難場所でも難を逃れることができなかった人たちがたくさんいたようである。

(3) クラッシュ症候群

　地震に関係したけがとして切傷，打撲，骨折，四肢の挫滅，胸部外傷，腹部外傷，熱傷などがある。この中で，地震後最も注目されたのは，四肢の挫滅によるクラッシュ症候群であった。クラッシュ症候群とは，瓦礫などの下敷きになり，四肢が長時間圧迫を受けたときに起こる。圧迫を受けた組織が壊れ，ミオグロビンやカリウムが血中に流れ込み，急性腎不全や高カリウム血症を発症する。血尿が主症状で徐々に尿が出なくなるので，早期の血液透析や圧迫を

解除するための減張切開が必要である。震災後しばらくしてから，これがクラッシュ症候群であると知ったが，当時はこの病態を論じる人は少なかった。

（4）トリアージ

　病院に最初に来るのは自分で歩ける軽症の人である。ちょっとした打撲や切創でも，出血や腫れがあれば不安である。この時点では，多数の死者が出ていることなど知る由もない。病院が機能不全に陥っていることは誰も知らない。とにかく治療を求め，歩ける人から病院に集まってくる。それから徐々に重症者が運び込まれてくる。戸板に乗せられて運び込まれた人もいる。顔に土がこびり付き，明らかに息をしていない人もいた。病院機能が損なわれ，治療スタッフも治療器材も限られた中で，重症と軽症が混在した多くの被災者を診察し治療することは難しい。トリアージが求められる。重症者から治療を行う。明らかに死亡が確認された人に対しては，蘇生処置は行わない。打撲や切傷程度

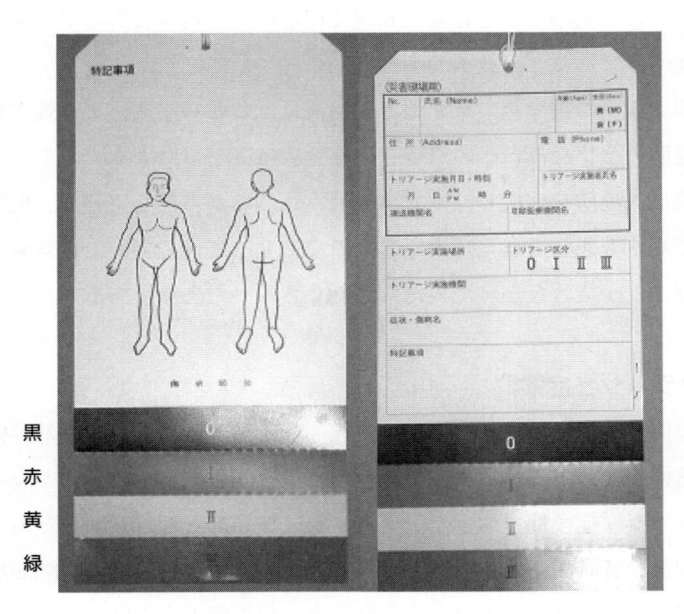

図6-4　トリアージタッグ
図の左に示した色に分けられている

の軽症の治療は後回しにする。震災後，トリアージタッグ（図6-4）が配布された。黒は死亡。赤は重症で治療の最優先。黄色は要治療だが時間的余裕がある。緑は治療不要。脳内出血，血胸や血腹などは救急処置を行わなければ命にかかわってくるので赤のタッグとなる。

　阪神・淡路大震災のときは，このトリアージという言葉があまり認識されていなかった。実際に次々と負傷者が搬送される状況で，人手が少ないからといっても，最初に治療を手がけた人の治療を重症者がきたからといって途中で中断するわけにはいかない。また，どう考えても蘇生は無理と思っていても，必死な思いで見守っている家族の前で，早々に治療を打ち切ることもできなかった。

　東日本大震災では，地震直後に大津波が襲い，死亡者の95％が溺死であったと報告されている。

（5）ライフライン

　日本で，電気・ガス・水道は，いつでも・どこでも・いくらでも，使えて当たり前であった。地震ではこれらがすべて使えなくなった。

　まず，電気であるが，照明のみならず，電化製品はすべて使用できない。こたつも電子レンジもポットも使えない。テレビも見られず，懐中電灯頼りの生活では夜は眠るしかなかった。ガスは最も回復が遅れた。ガスは漏れると引火し爆発する。一般家庭はガス風呂が多い。毎日の風呂は望むべくもない。もっとも，そもそも水もないので風呂は沸かせない。飲料水はペットボトルで用が足りる。しばらくするとコンビニで入手可能となった。問題は生活用水である。特に水洗トイレの水に困った。避難所では穴を掘り，用を足し，土をかぶせたところもある。

　病院はもっと切実である。特に生活用水は職員と患者の分が必要である。透析にも大量の水が必要である。貯水槽にはわずかな水しか流れ込まない。行政と自衛隊の給水が命運を決める。雨乞いの儀式ならぬ，水乞い（行政への交渉）を粘り強く行った。

通信に関しては，携帯電話は今ほど普及しておらず，中継基地も壊れほとんど使い物にならなかった。インターネットもマニアだけの道具だった。ほとんどが電話でのやり取り。県の無線基地も大きな被害を受け，ほとんど役に立たなかった。交通網も寸断され，交通規制の遅れた道路には身動きができないほどの車がうごめいていた。自転車と徒歩だけが確実な移動手段であった。

　東日本大震災でも同様であり，被災地がはるかに広域であるため，数か月を過ぎてもライフラインの復旧は遅々として進まなかったようである。携帯電話やインターネットは普及しているが，基地局の損壊，停電の影響で，今回も実際の被災地ではあまり役に立たなかったと聞いた。電力会社が推進した「オール電化」もその脆弱性が露呈し，企業と同様「選択と集中，一極集中」の欠点が如実となった。オール電化ではなくハイブリッド，選択と集中ではなく選択と分散，といったリスクヘッジが求められる。

4. 震災から得られた教訓の数々

（1）建造物や設備の備え

　新築するなら免震構造がベストであるが，既設の建物を補強するのはかなり困難である。先にも述べたとおり，ライフラインで最も困難を極めたのは水，それも生活用水である。特に水洗トイレは大量の水を使用する。また透析も同様である。各地で水道管が破損し貯水池から遠くなるほど，中間取水と漏水により貯水池から離れる地域では水が枯渇してくる。院内の貯水槽への給水もままならず，ましてや高架水槽を必要としない4階建までの建造物では上層階へ水は届かない。貯水槽への水の供給は，貯水槽の位置が給水車より高くなると自然落下での給水は困難である。自然落下で水の供給を円滑に受けるためには，大きな貯水槽を給水車停止場所より階下に設置する必要性がわかった。電気については自家発電装置があるが，使用するすべての電力を自家発電でまかなえる病院はそれほど多くない。また，法的規制から多量の燃料は蓄えることができず，震災では短時間稼動したのみですぐに停止した病院もあった。可及的に

大きな非常電源設備を整える必要がある。人工呼吸器や血液透析機を予備バッテリー付の機種にすることで、緊急避難は可能である。

ガスはわずかな漏出でも大事故につながるため最も復旧が遅れた。冷暖房のランニングコストは電気に比べガスは安いため、当院ではガスによるエアコンシステムを導入していた。そのため、暖房が長期にわたって使用できなかった。動力源を電気とガスの二つの異なるシステムとすれば、病院全体が完全にシステムダウンすることはなくなる。いわゆるハイブリッドである。

情報の収集は重要である。当時普及しつつあった携帯電話は基地やアンテナの損壊により使用できなかったが、今は環境が改善され当時と事情が異なっている。また何よりも、爆発的に普及したインターネットが情報の収集と提供に大きな役割を果たすであろうことは容易に予想される。

(2) 組織体としての備え

震災でわかったのは、「平時のリーダー必ずしも有事のリーダー足らず」ということである。経験や備えのない非常事態下で、余震が続く中、震え上がり落ち込んでしまう人、極端にハイテンションになりかき回す人、黙々と仕事をこなす人、などさまざまである。そのような環境下で、リーダーは「ノブレスオブリージ（仏：noblesse oblige）」をいかに振る舞えるかが問われる。平時はアフターユーでいいが、有事にはフォローミーでリーダーシップを発揮しなければならない。

被害個所の復旧や負傷者の搬送など、日常業務以外になすべきことは山積する。組織を横断してそのような業務を遂行する特別班を編成することは有用である。マニュアル的に組織図として描かれていても、いざ災害が発生すると誰が出勤できるかはわからず、平時の組織図は無意味ともいえる。

患者と職員の安全確保を最優先とし、組織としては体制の維持に全力を注ぐ必要がある。病院の機能を保つために、ライフラインの確保とその安定供給が急務である。そのためには電力会社、水道局、ガス会社、電話通信会社と粘り強い交渉がいる。警察、消防、自衛隊、保健所、市区役所、都道府県庁へのさ

まざまな要請や現状報告はむろんのこと，建築会社，電気屋，葬儀屋の手配，そしてマスコミへの対応も必要となる。

　次に資金的な問題も発生する。被災を受けた医療機関はその間ほぼ収入はなくなると覚悟しなくてはならない。公的援助や助成もある程度は期待できるが，最終的には自己の財務力しかない。平素からの，資金調達や自己資本の整備が重要である。

（3）医療面の備え

　患者と職員の安全確保が最優先である。特に被災地の病院の場合は，入院中の患者のみならず，近隣の負傷者が押し寄せてくる。中核病院ともなれば，もっと広域から重症患者が運ばれる。ライフラインが破綻し人員も揃わない病院は機能を果たすことはできず，救命という観点ではほぼ無力に近い。医療材料や医薬品を一病院で備蓄するのは無意味であり，円滑な供給体制を行政と一体となって考えるべきである。透析患者については，今まで透析を受けていた施設が機能不全となれば，他施設で透析を受ける必要がある。通常，透析を行うときに設定条件で重要なのはドライウエイトと透析時間，そしてダイアライザーの種類である。震災時，他施設に透析を依頼したときに，その条件の問い合わせが多く対応に追われた。しかし，長期透析になるとそのような条件も重要ではあるが，緊急時には除水とカリウムの除去が優先されるべきで，短期であればおおよその設定で透析を行っても何ら問題はないと考えられる。

　医療機器の破損は避けられない。地震によって，当院でも15トンのガンマナイフが動き，MRIは大破した。一時透析機器などの医療機器の固定を推奨する向きもあったが，利便性をそこなうことや地震以外の災害ではかえって避難の障害になる可能性が示唆されている。むしろ，機器転倒による人的被害を避ける意味で，入院ベッドの配置を考慮する必要性はある。

（4）情報の備え

　災害時にはいろいろな噂が飛び交い，情報が錯綜する。被害状況も復興状況

も今後の見通しも、何ら事実に基づかない風評が蔓延し、不安をあおる。誰が正しいかではなく、何が正しいかを明確にし、広く知らせる必要がある。病院においても、同様である。民間病院であるがゆえ、倒壊ならぬ倒産の風評、給料が支給されないとの風評のあらぬ噂が、職員の不安を増幅させる。そこで、3日目に災害対策本部を設置し、広く情報を集め吟味し、現況と今後について、「災害対策ニュース」として発行し、指示系統と情報の一元化を図った。災害対策ニュースは本部解散まで15回発行した（図6-3）。震災はいわば有事である、情報収集と指示系統の一元化は急務であり、これらをＣ３Ｉ；Command（指令）、Communication（伝達）、Control（調整）、Information（情報）という。

5．危機管理のこと

この度の東日本大震災における政府の対応をみて、初代内閣安全保障室長・佐々淳行氏は「危機管理ではなく管理危機だ」と喝破した。有事では、前述したＣ３Ｉが重要である。情報を集め、選別し、判断を下し、一元化して指令伝達する。部署間で軋轢があれば調整することも必要である。リーダーの仕事は、問題認識と収集された情報から選択し決定することである（表6-5参照）。

そのためには、インフォメーションとインテリジェンスの見極めが重要である。インフォメーションとはガセネタも含むすべての情報であり、インテリジェンスとは確認のとれた正しい情報のことである。リーダーは情報を選択し、

表6-5　意思決定の仕組み—リーダーの仕事

◆問題認識
◆情報収集
◆情報分析
◆選択肢の生成
◆選択　＊選択決定できる人が少ない
◆組織内正当化プロセス
◆命令・決定の伝達

会すれど議せず、議すれど決せず、決すれど行わず

決定し，実行することが重要である。いくら会議を立ち上げても意味がない。会すれど議せず，議すれど決せず，決すれど行わず，という小田原評定に終始しては危機管理は進まない。

東日本大震災の対応をみていると未だに情報の一元化ができていない印象を受ける。福島第一原発事故一つをとってみても，官邸が発表し，東京電力が記者会見し，原子力保安院が解説している。

原発事故は一企業の問題ではなく，国家として対処しなければならない。意見やパフォーマンスはもう十分である。意見は評論家に任せればいい。必要なのは意志と指令である。

現政権の主たるメンバーは，労組出身者が多い。生産的な活動の経験が乏しく，批判とあげ足取りを生業（なりわい）にしてきた。ディベートは巧みであるが，自らがリスクを取ることもなく，何ら対案を出してこなかった。

東日本大震災後，自衛隊を「暴力装置」と揶揄した元官房長官が官房副長官として再任命され，内閣官房参与も20人ほどに膨れ，権限不明の船頭ばかりが増えた。おまけに，復興構想会議なるものまで作られた。「船頭多くして船山にのぼる」の喩えがあるが，船頭もなく，山にものぼれず，船が沈まねば…と危惧している。

2011年3月24日，イギリス経済雑誌エコノミストは「A crisis of leadership, too（日本はリーダーシップも危機である）」という記事を載せた。

6．おわりに

6,434人の死者を出し，伊勢湾台風をしのぐ戦後最大の被害をもたらした阪神・淡路大震災で病院は多くのことを学んだ。限られた紙面では言い尽くせない。病院だけに限らず一般市民が理解しておかなくてはならないこともある。それは，震災は戦争とは異なり特定の地域に限定した災害であり，国全体が滅びるのではなく，必ず援助があるということである。ただ，われわれは短期間の困窮生活に耐える必要がある。地震はいつ起こるかわからない。高速道路も

6. おわりに　123

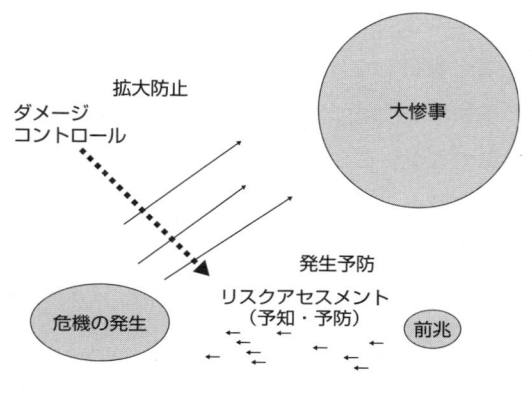

図6-5　リスクマネジメント

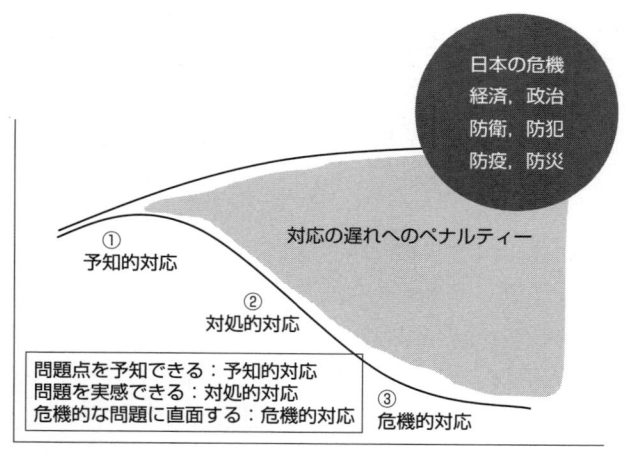

図6-6　対応の緊急度合

倒れることもある。安全と水はただではない。電気・ガス・水道がないときもある。電話も交通網も役に立たないこともある。食事が三度食べられないこともある。風呂もいつ入れるかわからない。といったことを普段から思い描くことは重要である。

　災害対策は，リスクマネジメントそのものである。リスクマネジメントの要諦は，予知・予防するリスクアセスメントと，発生した被害を最小限に抑える

ダメージコントロールの2点である。そして，その対応が遅れるにつれペナルティーは大きくなると覚悟しなければならない（図6-5，図6-6参照）。今回の震災で，地震の予知は現段階では不可能であることは明白となった。大津波を堤防で防ぐことはできないこともわかった。被害を抑えるためには，普段の備えが重要である。普段から起こり得るリスクを想い描き備えるしかない。人は通常，イメージできないものはマネージできないものである。しかし大規模災害では，往々にして想定を越える事象が発生する。そんな時こそ，強いリーダーシップが求められる。

　日本の前途は多難である。東日本大震災は，明治維新，敗戦，につづく第三の国難であり，日本国の危機である。今こそ国民が一丸となって，日本国再建のために，「今そこにある危機」に立ち上がるときであると思っている。

第7章 災害時に学んだこと，伝えたいこと
―有効な非常食・災害食：中越地震

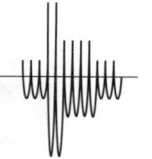

藤村　忍[*]，門脇　基二[*]

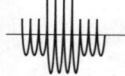

1. 中越地震，中越沖地震

　2004年10月23日，新潟県中越地域を震源とするマグニチュード6.8の地震が発生した。この地震は中山間地域および山間地を中心とした災害であったが，これにより4,975名の重軽傷者と68名の死者，また最大103,000名の避難者が発生した。完全に孤立した山古志地域については，自立生活が困難となり，全村避難という大規模な避難が行われる事態が生じた。

　さらに2007年7月16日に，マグニチュード6.8の中越沖地震が発生した。2,315名の重軽傷者と15名の死者，また最大12,000名の避難者が発生した。

　これらの災害発生時，直接的な人的被害や建物・ライフライン被害に加えてクローズアップされたものが，合わせて11万人を超える多数の被災者の避難生活と食であった。この二つの災害は夏季（7月）と秋季（10月）という相違点があり，この点もまた生活や食の面で重要な意味を持った。

2. 災 害 食

(1) 災害食とは

　災害食とは，これまでの非常食に対比させた用語として，著者らがあえて用

---

[*]　新潟大学大学院自然科学研究科（地域連携フードサイエンスセンター）

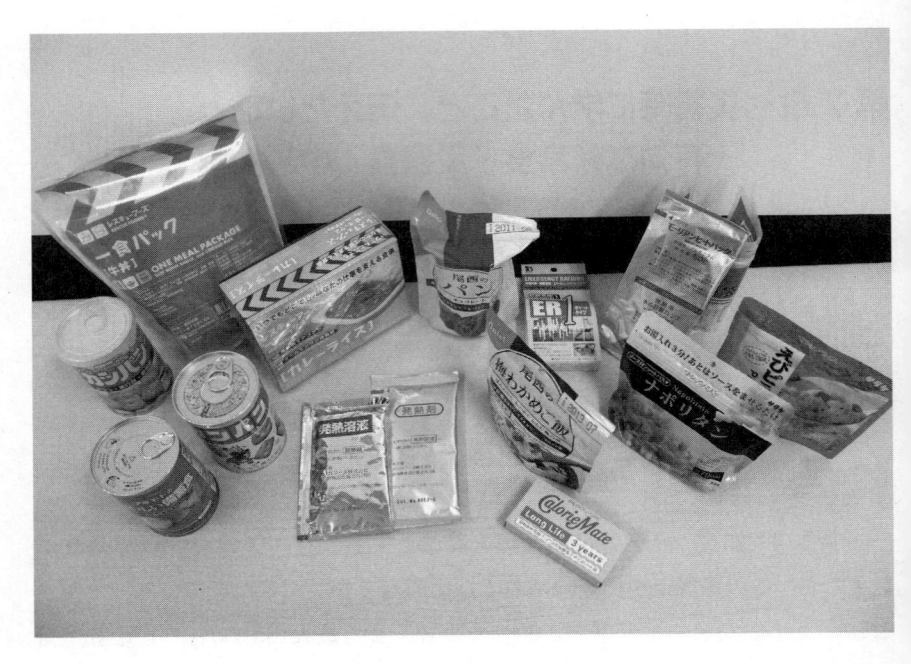

図7-1 非常食・災害食のいろいろ

いる言葉である。従来, 災害のためには「非常食」が備蓄され, 保存性（貯蔵期間の長さ）, 備蓄性（コンパクトな備蓄）がポイントになってきた。備蓄の考え方については関東大震災を教訓に, 食の点でいかに災害を最小限に抑えて防災・減災するかというセンスから生まれたものだとみる専門家もいる。そして現在も乾パンを中心とした備蓄体制が継承されてきたわけである。

それに対し, 著者らは上記の地震を通し, 被災現場での食の問題を直視してきた。例えば, 高齢者の誤嚥の生じにくい食品, また, 子どもが食べやすい食事, 要介護者に適切な栄養価の食事など, 個々の状況を考慮した食事が必要である。そこで福祉保健機能, 健康機能などを加えた食事をあえて「災害食」として区別しているわけである。一般成人であれば乾パンも有効であるが, 高齢者や乳幼児などに対して与えられる食事, または低たんぱく質食などを必要としている人なども考慮が必要である。このような食品は, 現在一部で開発されている

(2) なぜ新潟で災害食の研究なのか

　新潟県は，先ほどあげた中越地震と中越沖地震という二つの大きな災害をこの10年以内に経験した。また1964年に新潟地震を被災した経験もある。これらの大規模災害を基に，新潟県は災害に関する意識が高まっている地域であることは間違いない。

　もう一つの特徴は，新潟県が日本を代表する穀倉地帯であるとともに，食品関連企業1,000社以上が存在する一大食品加工地域であることにある。この地域が大規模災害に遭い，多くの食品産業従事者，食品研究者，行政・防災関係者等が被災したことを契機に，食の問題に課題が残っていることを身をもって体験したわけである。これにより，新潟においては食の防災対策には改善が必要だという気運が高まり，災害食や防災関係機材の研究がスタートした。

3．被災生活における食と生活の問題

(1) 被災生活における食と生活の状況
―中越地震被災生活アンケートから―

　中越地震における食の問題について，新潟大学の松井教授により詳細な調査が行われた[1]。この調査は，地震当日，続いて地震翌日から1週間目まで，そ

表7-1　中越地震調査：被災翌日から1週間目までの間に最も役に立った支援[1]

順位	物資の支援(132)	件数	順位	手助け(113)	件数
1	食料・食事	78	1	親戚（後片づけ・差し入れ・家族を預かる）	24
2	水・飲み物	65	2	近所の人（情報交換・差し入れ・後片づけ）	22
3	使い捨てカイロ	16	3	ボランティア	18
4	毛布	13	4	子ども（後片づけ・迎え・差し入れ）	17
5	カセットボンベ，ガスボンベ	9	5	知人，友人（差し入れ・励まし）	11
6	カセットコンロ	7	6	自衛隊（仮設風呂の設置）	6
7	衣類・下着	6	7	大工（家の修理）	6

注：上段の（　）内の数字は，アンケート記入数を示している（以下の表も同じ）。

**表7-2 中越地震調査：被災翌日から1週間目までの間に
もっと欲しかった（必要だった）支援**[1)]

順位	物資の支援（95）	件数	順位	手助け（41）	件数
1	食料（特に野菜・果物）	38	1	家の後片づけ（ボランティア・男性など））	14
2	水	27	2	家の修理・調査（大工・行政など）	6
3	衣類・下着	9	2	仮設トイレ・仮設風呂（行政・自衛隊）	6
4	毛布	8	4	情報の伝達（町内の役割など）	4
5	カセットボンベ，ガスボンベ	7	5	医療・高齢者の介護（医師・看護師）	3
5	カセットコンロ，ガスコンロ	7	6	治安（警察）	1
7	懐中電灯	5	6	そばにいて欲しい（余震が怖い）	1

**表7-3 中越地震調査：被災翌日から
1週間目までの間で不必要だった支援**[1)]

順位	支援の内容（31）	件数
1	食料（同じ物多い・生もの・加熱する必要）	16
2	衣類・古着	7
3	使い捨てカイロ（貼れないタイプ）	2
3	デマ	2
3	ボランティア（一度に大勢来る・素性が不明）	2

れから8日目から1か月目まで，時系列的に被災生活の様子が検討されたものである。

　被災翌日から1週間目までに最も役に立った支援（表7-1）は，物資の支援の第1位「食料・食事」，2位「水・飲み物」，3位「使い捨てカイロ」，4位「毛布」であった。また，手助けとして有効であったものが，1位「親戚の方による手助け，後片付けや差し入れ」，2位が「近所の方による情報交換や差し入れ」，3位が「ボランティアによる支援」，4位が「子どもによる支援」となっている。もっと欲しかったと思われる支援（表7-2）は，物資としては1位「食料」，2位「水」，3位「衣類・下着」，4位「毛布」であった。また，続いて必要と思われた手助けは，「家の後片付けに対する手助け」が1位，2位「家の修理や調査」，「仮設トイレや仮設の風呂」，次に「情報の伝達」であった。逆に，1週間目までで不必要だったと思われる支援（表7-3）として，1位が「食料

表7-4 中越地震調査：被災8日目から1か月目までの間で役に立った支援[1]

順位	物資の支援（71）	件数	順位	手助け（71）	件数
1	食料・食事	36	1	ボランティア（後片づけ・子守り・土木作業）	21
2	水・飲み物	16	2	親戚（後片づけ・差し入れ）	11
3	日用品（マスク・タオル・紙類）	13	3	子ども（後片づけ）	10
4	毛布	5	4	大工・建築関係者（家屋の補修・診断）	7
5	カセットボンベ，ガスボンベ	4	5	自衛隊（仮設風呂の設置）	6
5	現金（見舞金）	4	6	医療従事者（回診）	5
5	カイロ	4	7	市町村職員（物資支給）	3
8	防寒着	3	7	近所の人（差し入れ・情報交換・家の後片づけ）	3

（一部改変）

表7-5 中越地震調査：被災8日目から1か月目までの間にもっと欲しかった（必要だった）支援[1]

順位	物資の支援（34）	件数	順位	手助け（41）	件数
1	食料（特に野菜・果物）	18	1	家の後片づけ・力仕事	10
2	水	6	2	家屋の補修	9
3	衣類・下着	3	2	農作業	4
4	トイレットペーパー	2	4	身体が不自由な人の手助け	1
4	カセットボンベ，ガスボンベ	2	5	子守り	1

であった。その理由は「同じものが多かった」，「加熱する必要があった」，「生ものであった」というようなことによる。具体的には，菓子パンやおにぎりといった同じものが繰り返し出され，有効ではなく，また賞味期限切れが近いものが無駄になったというものである。また，「アンパンばかりで飽きてしまった」「3日目，4日目になると菓子パンは続けて食べられなくなってきた」などというものもあった。2位が「衣類・古着」，3位が「使い捨てカイロ」と「デマ，情報の混乱」，「ボランティア」であった。ボランティアについては「急に大勢の人が来た」「素性のわからない方が来たことで不安になった」ということがあげられた。

次に8日目から1か月目までの間に役に立った支援（表7-4）として，物資では1位「食料・食事」，2位「水・飲み物」，3位「日用品」である。手助けの面では，1位「ボランティア」，2位「親戚」，3位「子ども」，4位「大工・建築関係者」である。続いて，8日目から1か月目までの間にもっと欲しかっ

表7-6 中越地震調査：地震への備えとして用意していたが，役に立ったもの，立たなかったもの[1]

順位	役に立ったもの（52）	件数	順位	役に立たなかったもの（25）	件数
1	懐中電灯	23	1	非常持ち出し袋（取り出せなかった・忘れていた）	7
2	水・飲み物	17	2	食料品（乾パン・インスタントラーメンなど）	6
3	ラジオ	12	3	懐中電灯（見つからなかった・電池切れ）	5
4	食料品	10	4	ラジオ（電池切れ）	2
5	家具の転倒防止	7	4	携帯トイレ（置いた場所を忘れた・必要なかった）	2

た支援（表7-5）は，物資の1位「食料」，特に野菜や果物，2位「水」，3位「衣類・下着」である。手助けについては，1位「家の後片付けや力仕事」，2位「家屋・建物の補修」，3位「農作業」，4位「体が不自由な人への手助け」，「子守り」である。

　これらのアンケートの最後には，地震への備えとして役立ったもの・役立たなかったものがあげられ興味深い（表7-6）。地震への備えとして役立ったものは1位「懐中電灯」，2位「水・飲み物」，3位「ラジオ」，4位「食料品」，5位「家具の転倒防止」である。農村部を対象にしたアンケートであるので，比較的食料支援については困窮しなかったため，食料品が4位になったと考えられる。逆に役に立たなかったものは，1位「非常持ち出し袋」で，理由は「取り出せなかったから」または「忘れていたから」。2位は「食料品（乾パン・インスタントラーメンなど）」，3位は「懐中電灯」で，理由は「電池切れであった」ということである。4位が「ラジオ」で，理由は「電池切れをしていたので使えなかった」。同じく4位として「携帯トイレ」があり，理由は「収納した場所を忘れてしまった」「必要がなかった」ということであった。先に言及したように，中越地震が中山間地域であったことからこのような結果となったと思われるが，今後，全国で発生する可能性のある災害に有効に活用できるのではないだろうか。

　必要とされる食事は時々刻々と変化していくことが明確に示された。その状況に関係するものとして，ライフラインの復旧がある。電気，ガス，水道の復

旧程度に応じて，必要とされる食事は次々と変わっていく。また，生活環境によっても状況は変わり，農村地帯であれば備蓄した味噌，醤油，米等，それから畑の野菜によって食事が摂れ，ストレスの少ない状態で食生活が送れたというような報告もある。しかし都市部ではこれとまったく異なった状況が発生する。これについて次にまとめる。

（2）災害食の必要性

　先に述べたように，高齢者，要介護者，乳幼児に必要な食事についての研究や備蓄は，まだまだ不十分と考えられる。被災者の状況は，年齢，性別，生理的状況など個々に異なる。一般成人の場合には乾パンが有効な食となるため，これまでの備蓄方法で十分といえるが，乾パンを食べる際には比較的多くの水を必要とし，また温かい食事ではない。被災地において温かい食事を食べるなどはもってのほかと思われるかもしれないが，支援を必要としている特に発生後24～72時間の中で，1回でも温かい食事，または普段食べ慣れた食事を得ることは，被災者に安らぎを与え，心理的に希望を持ち，安心する状況をつくるものである。この面から1食分でも適切な食事を蓄え，また供給できる体制をつくっておくことは有効である。

　一方，このような食品は公的備蓄に合わない側面がある。価格が高く，備蓄性に劣るケースがある。この点から，公的機関の公的備蓄ではなく，個人個人が1食ないしは数食の食事を用意することがベストと考えられる。または，地域の自治会等が地域の年齢構成等に合った食事を用意しておく方法もある。あるいは，病院や介護施設などがその年齢構成や病気の状態などを考えて，あらかじめ備蓄しておくことも重要な災害対策となる。

　別の観点では，災害時には入れ歯や眼鏡を紛失する人もいる。また，一方では栄養素や量などの制限食を必要とする人もいる。高齢者の場合には誤嚥性肺炎の増加などの健康被害が報告されている。このように，災害時の食に求められる状況は非常に多様である。

　もう一つの点として，経時変化を忘れてはならない。ライフラインの復旧が

日ごとに進むため，状況は刻々と変わる。支援物資が到着することによっても，状況は日ごとに変わっていく。これらの多様な状況を考慮して，被災者も支援者も災害時の食を考えていかなければならない。残念ながら，これまでの食の理解では，災害時のこのような細かな食の問題の検討が不十分であったと考えざるを得ない。

（3）災害時の食を必要としている人々

奥田（2006）[2]は災害時の食を必要とする人のタイプを分類した。①一般成人。②命の番人である消防署員，警察署員やライフライン関係者，これにはさまざまな救援・防災活動の関係者，医療関係者も含まれる。③乳児，幼児。④高齢者。⑤病人や何らかの疾患をもつ人，アレルギーをもつ人。⑥会社で仕事に当たる人。つまりは最低限の会社の機能を維持するために活動する人たち。⑦旅館やホテル。避難所ともなる旅館やホテルでの食事。⑧学校。避難所となり，本来の児童・生徒を預かる場でもあるので，学校への食事供給である。ここには給食設備があるという特色がある。⑨町内会，または自治会組織。ここにはさまざまな年齢層の人が存在している。その年齢層に対する適切な食べ物を供給する必要がある。

（4）ストレスを和らげるための食事

災害時に何を食べるのか。災害発生時には物流が止まり，また備蓄食もなくなるリスクが伴う。これに向けて，あらかじめ非常食・災害食を用意しておくことが重要となる。また，災害発生後，そのような備えがない場合には，外部からの支援により食事を満たしていくこととなる。外部からの支援の場合には，おにぎりやパン等が中心となるが，栄養価の問題は常に危惧されるところである。しかし，現実に必要としている人々にとっては少量でも貴重な栄養源となる。一方で，高齢者や乳幼児も被災者にいる。これらのさまざまな状況を踏まえて，どのような食事を準備するのか考えていく必要がある。

この考え方は，各地の災害において記録・報告がなされ，特に阪神・淡路大

震災を元にさまざまな検討が進められた比較的新しい分野である。奥田(2006)[2]は，被災者のストレスを和らげるための食への要求項目を，①おいしい食べ物，②毎日違う食べ物，③日ごろ食べ慣れた，または温かい食べ物，④いつも食べる食べ物（例えばご飯とみそ汁），⑤落ち着いた雰囲気，⑥朝・昼・晩という個々人の規則性をもった食べ物，の6項目でまとめた。災害時にこのような条件を求めるのは現実的ではないと考える向きもあろうが，多くの人が避難所に集まり，非常に密度の高い中で生活をする状況にあってストレスを少しでも和らげるという観点から，このような項目をあらかじめ理解して，課題解決手段を考えておくことも重要である。

阪神・淡路大震災で被災者が受けたストレスについての奥田(2006)[2]の調査結果では，被災者のストレスとしては，①生活環境の崩壊，②生計の不安，③避難生活の不便，④健康不安，⑤家族の不安，⑥地域全体の不安の6項目があげられた（図7-2）。それぞれ小項目に分けられるが，いずれにおいても被災者は多くの重い課題を抱えていることがわかる。

このように多くのストレスを抱えた被災者が，十分な栄養摂取をし，かつストレスを少しでも減らすことができる食事が望まれる。通常の生活では，食事を3回摂り，間食をし，日々，食事によってわれわれの体が支えられていることは間違いないが，あまりにも日常的にあるため，「食」の存在は軽視される傾向がある。また高度に流通が発達した日本においては，コンビニエンスストア等の発達は，いつでも気の向いたときに食品が買え，お金さえあれば何でも食べ，飲めるという状況をつくった。流通と小売が崩壊したとき，突然被災下におかれ，どのようにしたら食事が得られるのかという問題に直面する。

それに加え，先の6項目の不安を抱えたままで生活していくことは，非常に精神的に厳しい。その中で一時の喜び，楽しみ，満足感を与えられる可能性が食事にある。逆に，食事回数の減少や，冷えた食品，飲み込みにくいもの，食べにくいもの，嫌いなものであったり，また毎日毎日，同じものが与えられることもストレスとなっていく。

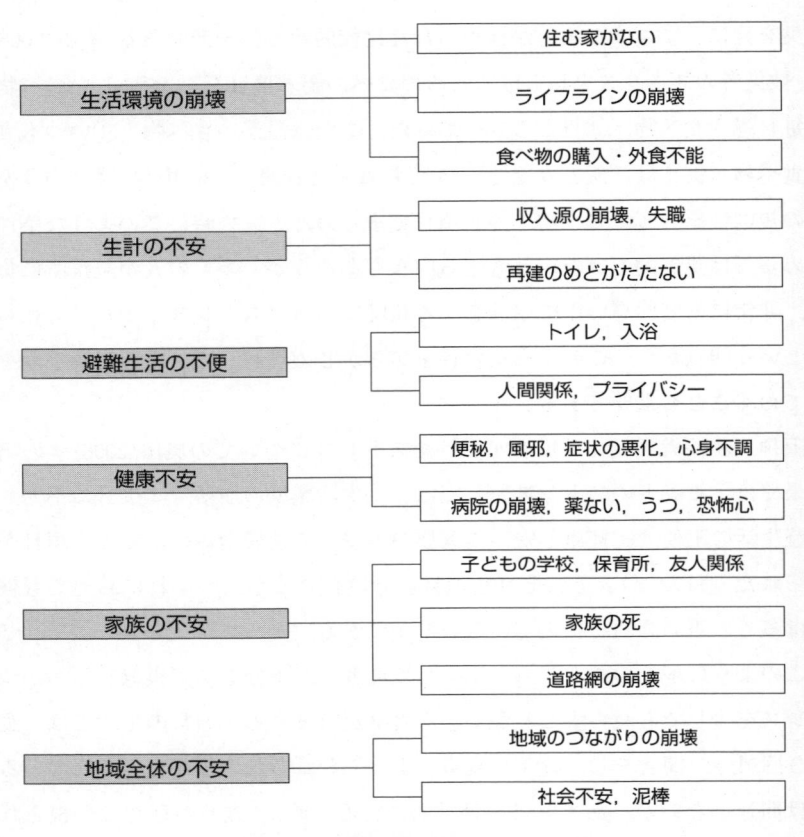

図7-2 被災者が抱えるストレス[2)]

- 生活環境の崩壊
  - 住む家がない
  - ライフラインの崩壊
  - 食べ物の購入・外食不能
- 生計の不安
  - 収入源の崩壊，失職
  - 再建のめどがたたない
- 避難生活の不便
  - トイレ，入浴
  - 人間関係，プライバシー
- 健康不安
  - 便秘，風邪，症状の悪化，心身不調
  - 病院の崩壊，薬ない，うつ，恐怖心
- 家族の不安
  - 子どもの学校，保育所，友人関係
  - 家族の死
  - 道路網の崩壊
- 地域全体の不安
  - 地域のつながりの崩壊
  - 社会不安，泥棒

（5）排泄の問題

このたびの東日本大震災でも多くの避難所が開設されたが，多数が集まった場合に生じるのが排泄の問題である。避難所は体育館など公共施設等が利用されるが，本来の目的に応じた排泄設備を有するものの，高密度で24時間住み続けるための排泄の問題は考慮されていない。そのため排泄物の処理が追いつかなくなり，これまで数多くのトラブルが報告されてきた。その対策として，仮設トイレの増設等の対策がとられてきているが不十分なケースが多い。

しかし，排泄問題の根幹はそれとは異なるところにある。排泄場所の不便，

また排泄の場所が非常に汚れて不潔であるという理由でトイレ使用を嫌うケースがある。そのために食事量や食物繊維摂取の抑制，飲水の抑制という行動になってしまう（吉川，2011）[3]。このことが最も重要な点であり，本来必要とされる水分や各種栄養素の必要量を十分に摂らせ，健康被害を防止するためには，排泄問題をクリアしなければならない。比較的短期間であれば栄養素の欠乏によるトラブルは出にくいが，これが長期間続いた場合にはさまざまな弊害が出ることは他の章で示されている通りである。こうした災害時の排泄障害と各種の課題を解決するため，小牧市民病院の吉川羊子医師は精力的に活動を続けておられる。

（6）避難所での生活状況
―生活7領域の各領域における実態，問題対策―

日本介護福祉士会は，被災地での活動調査を基に生活7領域自立支援アセスメントを用いて対策を立てた（田村ら，2009，岡田，2011）[4,5]。生活7領域とは「衣」，「食」，「住」，「からだ」，「こころ」，「家族との関係」，「社会との関係」を指す（図7-3）。七つの中の「食」の領域に対して，特に重点的にケアすべきポイントがあげられている（表7-7）。それが「疾病と食事」，「食事制限」，「排泄」，「水分摂取」，「食事の環境」，「口腔ケア」である。この重点項目を解決するために対応・対策が立てられており，栄養・食糧関係者にとってこれは有益な情報である。

4．現在の非常食・災害食と開発状況

非常食と災害食の定義には公的なものがなく，線引きには不明確な部分がある。「非常食」としては，乾パンやアルファ米などさまざまな食品が開発されている。これらは備蓄性・保存性に優れ，いざというときのための食事として非常に有効である。これに加えて，われわれが提唱してきた個人の状況を考慮した食事や，温かい，おいしいなど，福祉保健機能をもたせた食事（災害食）

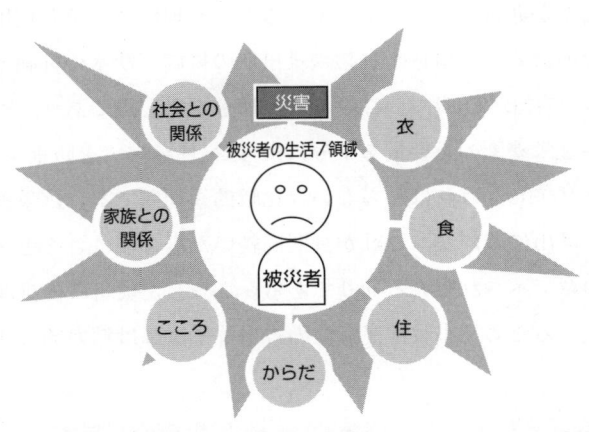

図7-3 災害時要援護者の自立支援と介護予防を目的とした生活7領域
(日本介護福祉士会:災害時における介護福祉支援ボランティアマニュアル, 2009)

表7-7 生活7領域の中で「食」領域が関係する問題と対策[5]

項目	具体的問題	対応・対策
疾病と食事	糖尿病や腎臓病の患者の食事に対する配慮がないため,体調を崩しやすくなる。	食事の内容について,栄養士と連携を図る。食事の摂取量や排泄状態を確認した上で,医療関係者と連携を図る。個別対応として慢性疾患の患者が,安定した状態で過ごせるように,レトルトの介護用食品の導入も検討する。
食事制限	人工透析を受けているため,「避難所の食事は食べられるものがない」との訴え。普段はあまり食べないのに「体力をつけるために食べなさい」と勧められるので食べていたら,胃腸の調子が悪くなったとの訴えがあった。	医療リスクの高い被災者に対する食事制限を実施するため,避難所内の専門職(栄養士,看護師など)と連携する。必要な栄養が摂取できるように食事を調整して対応する。
排泄	炭水化物中心の食事になるため,排泄コントロールが難しくなる。	生活全体から総合的にみる必要がある。生活にメリハリをつけるため,寝食分離の工夫をし,積極的に体を動かすことによって,運動不足を解消し,生活リズムを整える。
水分摂取	トイレの数が被災者の数のわりに少ないため,水分と食事を控える傾向がある。	体調不良や脱水症を防止するため食事と水分の摂取状況を把握し,水分摂取の必要性を周知する。
食事の環境	集団生活のストレスから,孤立した生活や孤食になるケースがある。	食事は,栄養を摂るだけでなく生活の中の楽しみでもあるので,食事のときの雰囲気づくりにも配慮をする。
口腔ケア	避難時義歯を忘れた人,避難所という環境の中で義歯の洗浄に行けない人がいた。	口腔内を清潔に保つことを支援するが,咀嚼や嚥下や消化の機能が低下した人には,口や首周りの運動を支援するなどの介護を提供する。このような場合は,医療関係者との連携が必要である。

も開発する必要がある。現在は，阪神・淡路大震災の被災を経て，安全な発熱材が開発されている。それを用いて，温かい状態で食べられるように発熱材をセットした食品が複数のメーカーで開発され，東日本大震災で実際に活用されている。しかしまだ商品例は少なく，これからの研究・開発の進展が求められている。並行して，防災関係者や，被災者となる可能性のある国民の食に対する意識も高めていく必要があろう。

5．環境に優しい災害時の食事対応

　非常食・災害食は保存性と備蓄性が求められる食事である（別府，2011)[6]。災害発生前はその機能が非常に重要であるが，災害発生後は，消費に切り替わる。そこで生じる問題として，非常にしっかりとした包装であるがゆえに，多くのごみが発生するという問題がある。この解決は容易ではないが，ごみの発生が少なく，被災地の処理が楽であるということも，新たな非常食・災害食に求められるポイントとなる。

　次に避難所への救援物資等の食の問題について考える。救援物資としては，おにぎりやパンが主体となる。おにぎりは，比較的日持ちがしにくいことは知っての通りである。そのため，必要なところに必要な数を供給し，一方で必要な数を的確にリクエストする体制も有効である。菓子パンでは，これまでの経験から，長期間これだけでは食事が続かないというケースが報告されている。1日3回菓子パンを食べる生活を日常的にしていないために，何日も続けることは被災者にとってストレス要因となっている。このことから，日持ちがする菓子パンを大量に与えればよいという考え方は，被災地の現場には適応しないといえる。結果的に廃棄処分をされるものも存在している。ほかの食事についても同様で，過剰に供給された食事は残念ながら廃棄処分されるケースがある。

　それ以前に問題となるものが，支援体制にある。中身が何かわからないような食品，どのように使ったらよいのかわからないというような食品も，物資として災害現場には届く。食品，タオル，衣服等々が全国各地から届く。それら

が入った段ボールは一次集積場に集められ，そこから必要に応じて仕分けられていくという体制が多くみられる。このとき，大量に届いた段ボール箱の中身が何であるかを短時間で理解するのは困難を極める。それが食品であるのか，衣類であるのか，タオルであるのか等の見極めが第一点。食品の場合には，すぐに食べるべきものか，保存性が高いものかという点が第二点。続いて，摂取時に同時に水が必要か否か，対象年齢が何歳であるのか，摂取時にケアが必要か。例えば皿が必要か，缶切りが必要か等々，さまざまな情報が必要なのだが，そのような情報が十分に記載されていない箱が見受けられる。人手の不足した多忙な場で，中身がはっきりしない箱を一つ一つ開けて調べるのは至難であり，残念ながら不明確な物資は後回しにされ，積み上げられ，活用されないことになりかねない。

　このような形で，せっかくの救援物資が被災現場で活用されないという現象も報告された。段ボール箱にわかりやすい情報が記載されていれば，解決する可能性は高い。このように，被災地においてはさまざまなごみ，または廃棄せざるを得ない物品が出てくるわけである。どこで何が必要なのかということなのだが，必要ではない施設にまで同じ物資が届くということもあるかもしれない。このように，現地で必要なものと，それから送れるもの，送りたいもの，さまざまなものがあるが，この相互の情報のやり取りをするシステムづくりが重要となってくる。

6．中越沖地震で起きたこと

　中越地震の3年後に中越沖地震が発生した。中越沖地震の特徴は，中心被災地域の規模の差にある。中越沖地震は，柏崎地域を中心とした比較的狭い範囲での災害であった。もう一つの特徴は，地方都市である柏崎市と，近隣の刈羽村などの農村地帯が被災したことで，中越地震と異なった様相を呈している。この中越沖地震に対しては，中越地震の教訓がいくつか活用された。また，被災された方には申し訳ない言い方だが，被災地域が比較的狭かったことで，四

方八方から救助の手が入りやすかったこと，いろいろな規制・管理が行えたことがあげられている．また中越沖地震においては，支援物資よりも支援金，災害見舞金の形での支援を呼びかける試みがなされた点も特徴である．夏季で食品が保存しにくい条件であったが，これにより食品等の物資の無駄が少なかった．こうした新しい取り組みがなされている．

7．東日本大震災の対応

東日本大震災は非常に広域な災害であったため，対策が困難を極めている．中越沖地震の被災地は柏崎市と近隣市町村であり，中越地震の被災地は中越地域の複数の市町村であったわけだが，このたびの東日本大震災は複数の県をまたがる未曾有の広域大災害であった．そのため，指揮系統や情報伝達系統の構築が難しかった面があり，システムの構築という課題が明らかになった．また災害発生前の備えの段階と異なり，災害発生後の情報提供の難しさも浮き彫りとなった．そこで食に関するトラブルを減らすために，ホームページ等を用いた情報発信を行った．発生後の情報伝達については今後の課題の一つである．

8．まとめ：災害時の食によるトラブルを減らすために

災害時の食には，前述のように多くの要素が関連している．このことから，膨大な情報を整理し，また実際に食事を備蓄し，提供していく必要がある．これらの問題は，防災関係者のみならず，医療，介護，福祉，防災，食品，栄養など，さまざまな分野が関係する．これら分野が情報を共有し，協力して対策を立てることが必要となる．残念ながらこれまでは，事前の組織的な連携体制は十分に機能してこなかったようであるが，あげられたさまざまな課題を整理し，関係者の意識の共有や早急な体制の整備を図ることで，災害時に食にまつわる健康の二次被害を軽減することは可能であり，今後，意識して推進していかねばならない．並行して，種々の避難者を想定した機能を有する食品を開発

し，的確に備蓄していくことも有効な対策となる。

文　献

1）松井克浩：被災生活における食の問題—中越地震「被災生活アンケート」から．これからの非常食・災害食に求められるもの：災害からの教訓に学ぶ（新潟大学地域連携フードサイエンスセンター編），光琳，2006，pp.83-101．
2）奥田和子：阪神大震災　被災者の視点から．これからの非常食・災害食に求められるもの：災害からの教訓に学ぶ（新潟大学地域連携フードサイエンスセンター編），光琳，2006，pp.1-35．
3）吉川羊子：口に入れたものは必ず出る—災害時の排泄への対策．身体機能からのアプローチ．災害時における食と福祉—非常食・災害食に求められるもの—（新潟大学地域連携フードサイエンスセンター編），光琳，2011，pp.21-37．
4）田村圭子，岡田史，木村玲欧ほか：生活7領域からみた災害時要援護者における避難生活実態の解明〜日本介護福祉士会による介護福祉ボランティアの活動実績を通して〜．地域安全学会論文集，2009；11；147-156．
5）岡田史：災害時要援護者の避難所における生活実態と「食」．災害時における食と福祉—非常食・災害食に求められるもの—（新潟大学地域連携フードサイエンスセンター編），光琳，2011，pp.93-110．
6）別府茂：災害食とは：中越と中越沖地震の体験を通して明らかになったこと．災害時における食と福祉—非常食・災害食に求められるもの—（新潟大学地域連携フードサイエンスセンター編），光琳，2011，pp.111-130．

内閣府：平成22年版防災白書，佐伯印刷，2010．
奥田和子：働く人の災害食—神戸からの伝言，編集工房ノア，2008．
奥田和子：「複合災害」と「流通備蓄」の2つの視点から備蓄食のメガリスク管理を考える．災害時における食と福祉—非常食・災害食に求められるもの—（新潟大学地域連携フードサイエンスセンター編），光琳，2011，pp.131-188．
土田直美，磯部澄江，渡邉修子ほか：新潟県中越大震災が食物入手および摂取頻度に及ぼした影響．日本栄養士会雑誌，2010；53；340-348．
新潟大学地域連携フードサイエンスセンター編：これからの非常食・災害食に求められる

もの2：災害時に必要な食の確保，光琳，2008.

林春男：災害食に期待される機能．災害時における食と福祉―非常食・災害食に求められるもの―（新潟大学地域連携フードサイエンスセンター編），光琳，2011，pp.189-207.

松井克浩，新潟県消費者協会：新潟県中越地震　被災地の声―「中越地震後の生活に関するアンケート」調査報告書・手記―，新潟県消費者協会，2005.

松井克浩：中越地震の記憶―人の絆と復興への道，高志書院，2008.

第8章　災害時における栄養・食糧問題
—まとめ

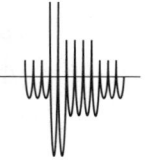

渡邊　昌*

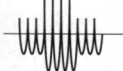

1．東日本大震災の状況

　東日本大震災は，地震と津波と原子力発電所の爆発の三重苦が重なる大災害であり，半年以上経った今も原子炉のコントロールは目途がたっていない。2万人に及ぶ死亡者，行方不明者は阪神・淡路大震災の3倍以上であり，通信手段も途絶したため避難所の状態も最初のうちは実態がわからないという様相であった。また，雪が降るような寒さの中で，津波で全身濡れて避難した人も多く，低体温症や津波肺炎など，いままで経験したこともないような被災者の状態であった。

　震災直後からさまざまな支援物資が県や地域の支援センターに運ばれてきた。しかし，地域の欲しいものと送られてくるものとでは必ずしもマッチしていなかった。食事に関していえば自衛隊や食生活改善普及会の炊き出しは早かったが，避難箇所によっては2，3日連絡をとれないところもあり，実情が把握できなかった。

　医療関係では阪神・淡路大震災後に組織されたDMAT（災害派遣医療チーム）のメンバー1,500人以上が3月12日には現地入りしたが，今回のように救急車も津波に流された状態では外傷患者は搬送されず，本来の救急救助の仕事はなかった。数日後からはむしろ栄養剤，補液，透析用液などの不足がわかったが，

＊　(社)生命科学振興会

物流の途絶から新潟経由の運搬になったりして備蓄の問題が明らかになった。

行方不明者が宮城県のみで約2,000人，死者が約9,500人（2011年9月末日現在）と，死者，生存者の色分けがはっきりしていた。宮城県の震災直後の避難所と避難者数は1,000か所，11万人に及び，3か月後の6月8日時点でも368か所に22,695人が生活していた。

このような中で避難者の食事は乾パン，菓子パンがあればよい方で，一つのおにぎりを5人で分けて食べた，という状態もあったらしい。3日目あたりからは支援物質が届き始めたが，それでも温かい食事は，数か月後でさえ毎日でないというところもある。津波が根こそぎもっていってしまった状態は比肩しようがない。救援しようにも大量の瓦礫が道をふさぎ，徹夜でならんでもガソリンは1,000円分程度しか入れられず，コンビニも空っぽで炊き出し材料もない，という状態であった。

第4章でも述べられているが，震災対策はフェイズ0から1, 2, 3と分けられる。なにより食事を確保することが重要であり，各フェイズの食事との関係を以下に要約する。

フェイズ0：24時間以内でエネルギー源，水分の摂取に配慮

フェイズ1：72時間以内　水分が重要。脱水症，熱中症，血圧，身動きしないことから生じるエコノミー症候群などに注意する。

フェイズ2：4日から1か月，食事内容が体調をきめる。野菜不足からビタミン不足になりがち。

フェイズ3：1か月以降。簡単な食事や塩分過多になりがち。

2．エネルギーとたんぱく質摂取の問題

栄養士会の調査ではたんぱく質摂取が少ないと問題になったが，むしろ一番大事な点はエネルギーをどのように摂るか，ということである。ストレス，気力の喪失はただでさえ食欲をなくすのに，それに加えて食糧がなく，またトイレが不足したことから食べたり飲んだりするのを控える人が多く，エネルギー

の摂取不足は相当な割合にあがった。厚生労働省では2,000 kcalを目標にしたが，食事摂取基準をそのまま急場にもあてはめる必要があるか，という疑問がある。また，個人，個人が自分で食べる量をコントロールするためにはもっとわかりやすい指標が必要であり，80 kcalを1単位として「体重×0.4単位」，あるいはほとんど動かない人なら「体重×0.3単位」は食べるというテーラーメイドの指標がわかりやすい[1]。また，食べるものは栄養素の量にこだわるのではなく，手に入る食品で示すのが望ましいとなった。この際にたんぱく質の熱量は計算しない。糖質と脂質で必要単位をまかなうようにすることが必要である。

飢餓時のたんぱく質代謝はインスリンの分泌が低下するため，筋肉の分解を起こし，遊離したアミノ酸は糖新生に用いられる。絶食初期の7～10日間の窒素喪失は10～12 g／日であるが，2～3週後には半分以下に低下する。これは脂肪酸分解によって生じるケトン体酸化へ移行するためで，脳もグルコースの代わりにケトン体をエネルギー源とするようになるからである。

たんぱく質の欠乏症は消費の多い小児がなりやすく，PEM（たんぱく質・エネルギー栄養失調症）には1～3歳の子どもがなりやすい。

エネルギー源が十分とられていれば，たんぱく質は窒素平衡を保つ体重kgあたり0.3gでよい。再評価したいのが玄米である。宮沢賢治が毎日「1日4合の玄米と少々のみそと野菜」を食べ，とあるのはそれで必要十分な栄養素をほぼ満たしている。栄養素を再計算することで玄米食の優れた点が確認された（図8-1）。備蓄米は玄米の状態が多いのでそのまま玄米おにぎりにでもして供給するのがよい。子どもは食べにくいという指摘があるが，玄米粥とか玄米重湯とか工夫次第で十分食事に供しうる[2]。

玄米の可否について関東大震災後に玄米・七分搗き米論争というのがあった[3]。これは日本綜合学会会長の二木謙三の玄米説に対して，国立栄養研究所の佐伯矩らが玄米は消化が悪く，七分搗き米が優れていると主張したものである[4]。私たちは原著論文に戻ってデータを再入力し，佐伯らの主張は粗吸収率に基づいているためにたんぱく質の吸収が悪くみえることを発見した。玄米食による

第8章 災害時における栄養・食糧問題—まとめ

食品名		重量(g)	エネルギー(kcal)	水分(g)	たんぱく質(g)	脂質(g)	炭水化物(g)	灰分(g)
600 g＝4合	こめ・玄米	600	2,100	93	40.8	16.2	442.8	7.2
少しの味噌	米味噌・淡色辛味噌	21	40.3	9.5	2.6	1.3	4.6	3.0
少しの野菜	かぶ・葉・生	10	2	9.2	0.2	0.01	0.4	0.14
少しの野菜	さつまいも・塊根・生	20	26.4	13.2	0.2	0.04	6.3	0.2
少しの野菜	たまねぎ・りん茎・生	20	26.4	17.9	0.2	0.02	1.8	0.08
漬　物	梅干し・塩漬	10	3.7	6.5	0.09	0.02	1.1	2.3
	一日摂取量		2,199	149.4	44.2	17.6	456.9	12.9

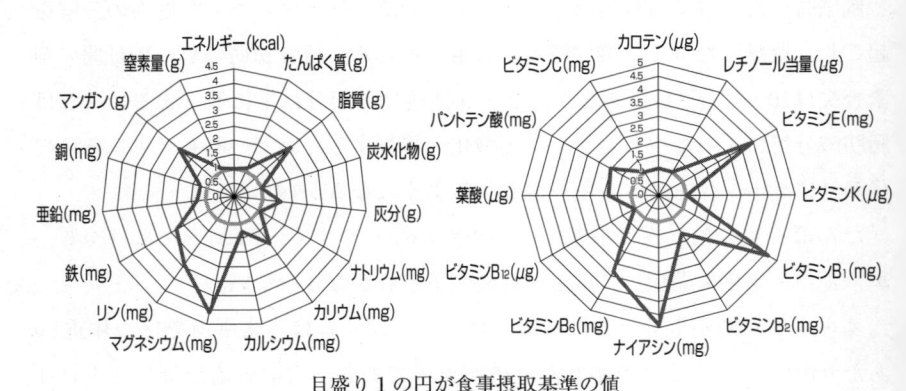

目盛り1の円が食事摂取基準の値

図8-1　宮沢賢治の記述に基づく食事の栄養計算

糞量の増加が窒素量を増加させ，見かけ上低吸収率にみせたのであり，総合的には二木の玄米説のほうが妥当という結論に達した。

　避難所での食事形態としては，調理が十分できないためにおにぎりが多かった。おにぎりは大多数の避難民や作業者に好評であった。日本人はなぜおにぎりを好むのであろうか？　食器がいらない，手で持って食べられる，食べ慣れた食品である，佃煮などのおかずを中に入れられる，といったことが利点にあげられる。日本食の特徴である主食としての米への愛着もある。玄米おにぎりをフライパンで焦げ目がつくように焼き，焼きおにぎりにすると保存性もよく

なり，極めて香り高く，エネルギー量も増やせるので災害時向けによい．

3．ビタミン摂取の問題

　災害時にはおにぎりや菓子パンなど糖質摂取が中心になりやすい．また，ストレスに対応して副腎皮質ホルモンが生成される．グルコースの代謝にビタミンB_1，B_2，ナイアシン，パントテン酸などが必要で，被災者の不足する可能性のあるビタミンとしてビタミンB_1，B_2とビタミンCがある．

　ビタミン不足をステージ1から4までに分け，1,2を潜在的欠乏症としたのは島園順雄[5]である．妊娠，過労，産褥などはB_1不足になりやすい．ステージ3,4になると脚気としての症状がでてくる．B_1は食事の影響を強く受け，ヒトを1日絶食させると尿中のB_1は3分の1に減った．その意味では白米よりも玄米が優れていて1日玄米を食べればビタミンCを除くビタミン，ミネラルの必要量は同時にとれ，副食をあまり必要としない．最近，糖質制限食が話題になっているが，高たんぱく食の摂取は生体への負荷が大きく，それよりは高脂肪食の方がよい．脂肪摂取量が高くなったときに必要なのはパントテン酸であり，1gの脂肪あたりのパントテン酸必要量は0.1 mgである．

　ビタミンB群は水溶性なので尿中の濃度が測定できれば体内の摂取量が推定できる．偏食の結果ビタミン不足が生じた際には，ビタミンが補酵素としてアポ酵素と結合して機能をはたすまでの各々の過程で，同時に摂取した食品の影響を受けやすい「食品型ビタミン」よりも「ビタミン剤」の方が確実に吸収され，投与の効果をあげやすい．食事摂取基準に示される必要量は不足が起こらないように多めの設定になっているので，必ずしもそこまでとる必要はないが，ビタミン剤の服用は手軽にできるので複合ビタミン剤を備蓄しておくのは望ましい．過剰投与や必要のないときの摂取などを避けるためにはビタミン剤に関する正確な情報，知識を有し，被災者に対して適切な情報を提供できる人材も必要である（第3章参照）．

4. ミネラル摂取の問題

　ミネラルはナトリウム，カリウム，亜鉛，銅，カルシウムなどの摂取が問題となる。カリウムは野菜摂取と関係している。食塩の摂取量は高血圧学会は6gを目途にするが，木村修一[6]は体温維持には食塩をある程度とる必要があるとし，西牟田守[7]は食塩制限そのものよりカリウムとのバランスが必要で食塩として10g程度の摂取はむしろ望ましいといっている。おにぎりのゴマ塩は経験の生み出した知恵であろう。玄米おにぎりにゴマ塩なら腹もちもよい。

　亜鉛欠乏は味覚との関連がよくいわれるが，被災地では消化器機能，免疫機能低下を起こし，下痢を起こし，栄養素の吸収障害はさらなる栄養不足につながる場合がある。亜鉛不足は亜鉛の投与ですみやかに回復する。銅は鉄の吸収に必要なトランスポーターの還元をしているので，銅の不足は貧血を起こすことがある。しかし，銅の必要量は少なく，不足することはまれである。カルシウムはいらいらなど心理状況にも関係するので不足しないように配慮するのが望ましい。乳製品は簡単に摂取できる食品だ。野菜のかわりに野菜ジュースや栄養強化食品の摂取を考えてもよいだろう。ミネラルの重要度からみるとカリウム（ナトリウム）＞亜鉛＞カルシウム＞マグネシウムとなる（第4章参照）。この場合も玄米なら一品でミネラル不足は起こさないことに注目したい。

5. 食糧備蓄と物流

　第2次世界大戦時の食糧不足に対して何が食べられるか，当時の国立栄養研究所では植物学の牧野富太郎などと「恐慌食」を開発した[8]。陸上自衛隊の行動食は通常の弁当に近い構成になっているが，航空自衛隊のは脂肪の塊のような小型のパックである。非常食としてパリの路上生活者に供給されたVitapocheは参考になる（第4章参照）[9]。

　備蓄には現物備蓄と流通備蓄があり，それぞれ長所，短所がある。流通備蓄

は業者に依存するもので多くの市町村が対策に取り入れているが，今回は被害が広範で道路や通信が途絶したこと，ガソリン不足，食品工場の破壊などで機能しなかった[10]。やはり現物備蓄が急場に間に合うが，津波ですべてさらわれたところが多く，今後の備蓄計画を検討する際に配慮することが必要であろう。

　宮城県薬剤師会では薬局・薬剤師の災害対策マニュアルを作ってあったため，DMATで来た医師へ医薬品使用の助言や医薬品集積所の整理，薬剤師の定数配置など，災害対策本部のオーダーにほぼ答えられた。厚生労働省の依頼を受け，日本製薬工業協会から問屋―支援センターと，運送業者が配送できない状況下で自前の輸送ルートを活用させた。八百屋や魚屋のトラックは早くから毎日被災地に入っていたので，小回りのきく機動力の確保をどう行うかという計画が必要であった。

　避難所に関しては食材確保，熱源，人事がうまく回らねばならない。炊き出し献立による温かい食事の供給がなにより望まれる。2010年度の市町村の栄養士配置率は83％であり，1,727市町村で3,323人であり，1市町村当たり1.9人しかいない（第1章参照）。実際の調理にはボランティアや自衛隊の支援が必要である。今回は避難者の数も多く，数か月後でも十分な状態ではない。学校は多くの拠点になっていて給食施設はガスも2系統化され，大量調理に適しているので，安全な立地を考えれば地域の中核でもあり，避難先のコアを担えるはずである。

6. 災害から学ぶこと

　日本は過去さまざまな災害を受けてきた。地震や津波にしても歴史のなかで繰り返されていて，最近でも阪神・淡路大震災，中越地震などがあるが，それでも次は自分の身にも起きること，という意識は低い。今回東日本大震災では，阪神・淡路大震災後に検討された医療救助システムは比較的迅速に活動できた。しかし，被災地で自己完結的に活動できたのは自衛隊の救急チームのみであったといわれる。普段の訓練がいかに必要かということが，災害現場で示

された。日本は各市町村が地域防災計画を作成し、その中に備蓄計画が含まれるはずであるが、計画とおり備蓄しているところは2割程度しかない。

自助、共助、公助の順でリスク管理をせねばならないが、国民の多くはもっぱら公助を期待しているようにみえる。少なくとも3日分の食糧、水の確保を各家庭で考える必要がある。今回の災害でも津波にあわなかった家庭では冷蔵庫内の食品が役に立ち、停電になっても冷凍庫の食品が保冷剤の役割を果たした。

企業や行政の備蓄食品は賞味期限もあり、半数が廃棄され、半数が社員などへの配布という状況にある。期限前に適当に循環させる対策が望ましいが、その際に平時でも利用されるようなおいしさが要求される。大規模の備蓄センターも必要であろうが、小学校単位の小規模な備蓄を増やし、主食は順次給食にまわすようにすれば無駄が出ない。玄米食にも慣れさせるとよい。

東京直下型地震、駿河湾地震などの起きる確率は80％を超え、いつ起きてもおかしくない状態になっている。阪神・淡路大震災から16年たち、記憶も薄れかけた時に起きた今回の東日本大震災は、日本がいかに不安定な地盤の上に位置しているのかということを思いださせてくれた。明日は我が身、と思い対策を考え、非常時に対応できるようにしたいものである。

7．放射能汚染食品

本書では、放射能汚染や放射能に曝露した食品などの安全性については触れていない。最後に少しだけ述べておく。

福島第一原発の爆発はお金優先社会の危うさと産官学で形成する原子力村の仲間のいいかげんさを示したものだった。また、SPEEDIのように100億円以上投じて運用していた放射能拡散の予測図を伏せ、最初の水素爆発で描いた放射能汚染予測図の公表を差し止めたことは姑息な手段で被害を小さく見せようとするもので、情報化社会にあって国民を愚弄するものであった。福島第一原発の放射能放出は広島原爆の20個分に相当するといわれるので、当初から広範

な放射能汚染の可能性を考慮せねばならなかった。

一方で野菜などの出荷自粛や停止は科学的知見に基づくものではなく，過剰反応のようで問題が多い。日本の規制値は1927年に米国でなされたショウジョウバエへの放射線照射の生殖実験がもとになっている[11]。これにより放射線の生体影響には閾値がなく直線的にリスクが増えるとしている。

ところが1985年になって微量の放射線はかえって細胞の活性化などに有用，という説が出され，2001年に細胞のDNA修復能を考えると自然放射線の10万倍（10ミリシーベルト/時）以下なら，曝露してもがんにはならずメリットもあると発表された[12]。ショウジョウバエの精子はDNA修復能がなかったのである。

その後も国際グループは安全性の規制値を変えるべきではないか，と主張しているが面子もあってか，1958年以来ICRP（国際放射線防護委員会）の放射線曝露のリスクには閾値がないという直線仮説は訂正されていない[13]。科学の進歩を素直に認めていれば今回のように20 km，30 km圏からの移住者は大幅に減ったであろうし，農産物や牛乳の廃棄，牛の屠殺や風評被害の抑制もできたにちがいない。農作物を汗水流して作っている人たちの苦労を思うと，科学的に安全としてよいものを過剰反応でスタンドプレイ的になんでも廃棄とするのは望ましい形ではない。

しかし，核廃棄物や再生エネルギーの決め手と喧伝された核増殖炉の展望のなさを考えると原子炉に頼らない社会をつくるのは歴史の必然である。食糧の確保ということを考えると老人は多少の被爆も覚悟し，絶対安全なものを子どもに食べさせるというように，正しい情報を得て冷静に対処したいものである[13]。

文　献

1) 渡邊昌：テーラーメイドヌトリション．医と食．2009；1（1）；51-53. Ibid（3）；50-53.

2) 二木謙三：完全営養と玄米食，大日本養生会，1932.

3) 渡邊昌：栄養学原論，南江堂，2010.

4) 杉本好一ほか：玄米の消化吸収率に就て．栄養研究所報告，1931；7；37-135.
5) 島薗順雄：栄養学の歴史，朝倉書店，1985.
6) 木村修一：現代人の栄養学，中公新書，1976.
7) 西牟田守：ミネラルの食事摂取基準と食品成分表．医と食，2010；3（1）；22-25.
8) 国民栄養協会編：日本栄養学史，秀潤社，1981.
9) Darmon N.: A fortified street food to prevent nutritional deficiencies in homeless men in France. J Am Coll Nutr, 2009 ; 28 ; 196-202.
10) 日本の医療，震災がつきつけた医療危機．週刊東洋経済，2011；7月23日号；38-59.
11) 放射線審議会基本部会，国際放射線防護委員会（ICRP）：2007年報告書の国内制度等への取り入れに係わる審議状態について，2010.
12) Yamaoka K.: Induction of endogenouos antioxidant system by low dose radiation and its applicable possibility for treatment of active oxygen species related disease. Bull Fac Health Sci, Okayama Univ Med Sch, 2000 ; 11 ; 1 -15.
13) 日本疫学会：http://jeaweb.jp/news

さくいん

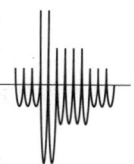

欧文

C 3 I ……………………………………… 121
DASH ……………………………………… 72
ICRP ……………………………………… 151
IMVP ……………………………………… 82
PBM ……………………………………… 84, 86
P/E比 ……………………………………… 28
PEM ……………………………………… 31, 145
Vitapoche ……………………………… 87, 148

あ-お

亜鉛 ……………………………………… 73, 148
　──の抗炎症作用 ……………………… 78
亜鉛過剰 ………………………………… 78
亜鉛欠乏 ……………………………… 73, 75, 76, 78
亜急性連合性脊髄変性症 ……………… 48
インスリン ……………………………… 25, 145
エネルギー源 ……………………… 23, 24, 26, 145
エネルギー摂取不足 …………………… 23, 144
エネルギー摂取量 ………………… 23, 26, 27
エネルギー代謝 ………………………… 24, 26
おにぎり ………………… 91, 96, 137, 146, 148

か-こ

壊血病 …………………………………… 51
核心温度 ………………………………… 64
菓子パン ………………………………… 97, 137
脚気 ……………………………………… 54
カリウム ………………… 67, 72, 81, 82, 148
カルシウム …… 61, 67, 68, 72, 79, 81, 82, 83, 148
巨赤芽球性貧血 ………………………… 48
筋たんぱく質 …………………………… 25
クラッシュ症候群 ……………………… 115
グルコース ……………………………… 24
クワシオルコル ………………………… 31
軍用食 …………………………………… 5
血圧 …… 63, 65, 67, 68, 71, 72, 81, 84
月経前症候群 …………………………… 84
ケトン体 ………………………………… 25, 145
現物備蓄 ………………… 11, 12, 15, 148
玄米 ……………………………………… 145, 147
玄米おにぎり …………………………… 146, 148
玄米・七分搗き米論争 ………………… 145
降圧効果（血圧） ……………… 67, 69, 73
高カリウム血症 ………………………… 71
高カルシウム血症 ……………………… 85
高血圧 ……………………… 65, 67, 69, 79, 84
合成ビタミン …………………………… 54
公的備蓄 ………………………………… 11, 131
国際放射線防護委員会 ………………… 151
骨粗鬆症 ………………………… 81, 84, 86
骨密度 …………………………… 81, 83, 86
骨量 ……………………………… 81, 83, 86

さ-せ

災害 ……………………………………… 2
　──の種類 ……………………………… 21
　　自然── …………………………… 4, 21

災害支援管理栄養士・栄養士 ……………100
災害時の食事や栄養補給の活動のながれ
　………………………………………………59
災害時の食を必要とする人のタイプ
　………………………………………………132
災害時要援護者………………………16, 136
災害食…………125, 131, 132, 135, 137
災害対策基本法………………………… 2, 14
最大骨密度………………………61, 84, 86
自衛隊……………………………………………19
自然災害……………………………………4, 21
市町村栄養士……………………………………18
脂溶性ビタミン欠乏実験……………………45
賞味期限…………………… 12, 13, 98, 150
正味たんぱく質利用効率……………………27
食塩感受性…………………………………65, 66
食塩欠乏性脱水…………………………………64
食品型ビタミン………………………54, 147
腎機能（カリウム）………………………71
水分…………………………………………63, 64
水分補給…………………………………61, 63
水溶性ビタミン不足…………………………37
ストレス……………………………………… 133
　　──を和らげるための食事………132
生活7領域…………………………………… 135
生理的カルシウムチャネル拮抗剤………79
潜在性ビタミン欠乏…………………………52

た－と

体水分量…………………………………………64
炊き出し…………………………… 6, 17, 19
DASH食…………………………………………72
脱水……………………………………………63, 64
ダメージコントロール…………………… 124
たんぱく質……23, 26, 29, 34, 74, 80, 83, 145

たんぱく質・エネルギー栄養失調症
　………………………………………… 31, 145
たんぱく質・エネルギー比…………………28
たんぱく質欠乏…………………………………31
たんぱく質節約作用……………………………26
たんぱく質代謝………………… 25, 26, 145
たんぱく質必要量…… 27, 29, 30, 32, 33
地域防災計画……………………………………14
窒素損失……………………………………………25
窒素平衡維持量…………………………27, 31
テーラーメイドの指標…………………… 145
低栄養……………………………………………22
低カリウム血症…………………………………70
低ナトリウム血症………………………64, 65
低マグネシウム血症……………………71, 81
電解質……………………………………………63
銅………………………………………………… 148
糖尿病……………………………………………81
特殊食品…………………………………………16
突発性僧帽弁逸脱症……………………………82
トリアージ…………………………………… 116
トリプトファン…………………………………49

な・に

ナイアシン……………………… 40, 43, 49
ナトリウム………………………65, 69, 83
日赤支援団………………………………………19
尿中のビタミン排泄量…………………52, 56

は－ほ

パントテン酸……………… 41, 44, 50, 147
B群ビタミン欠乏実験………………………46
ビオチン………………………… 41, 44, 50
被災者のストレス…………………………… 133
被災生活……………………………………… 127
非常食………………… 5, 15, 33, 125, 132,

135, 137
ビタミン……………………37, 38, 147
　──の機能……………………………42
　──の種類……………………………38
　──の必要量…………………………38
　──の不足の指標……………………38
　合成──………………………………54
　食品型──………………………54, 147
ビタミンA……………………39, 42, 45
ビタミンB_1…………………39, 43, 46, 147
ビタミンB_2……………………40, 43, 47
ビタミンB_6……………………40, 44, 48
ビタミンB_{12}…………………40, 44, 48
ビタミンC………………………41, 44, 51
ビタミンD……………39, 42, 45, 85, 86
ビタミンE………………………39, 42, 45
ビタミンK………………………39, 43, 45
ビタミン欠乏実験……………………44
ビタミン欠乏症…………………38, 52
ビタミン剤…………………54, 56, 147
備蓄…………5, 10, 11, 14, 15, 16, 114, 126, 148
　──の考え方…………………………10
　──の保管場所…………………12, 13
　家庭の──……………………………10
　現物──……………………11, 12, 15, 148
　公的──…………………………11, 131
　流通──……………………11, 13, 148
備蓄計画(自治体)……………………14
備蓄食品……………………15, 16, 17
備蓄米……………………………15, 145
避難所
　(救援物資の問題)…………………137
　(食関連のケアの問題)……………135
　(食事の実態)…………………………95
　(食事の問題点)………………………98
　(食事例)………………………………97
　(排泄の問題)………………………134
フィチン酸……………………………74
フェイズ…………………………59, 144
不可避窒素損失量……………………29
ペラグラ………………………………49
ホームレスへの栄養補給用パック
…………………………………62, 87
放射線照射の生殖実験……………151
放射能汚染食品……………………150
保管場所…………………………12, 13

ま・み

マグネシウム………………67, 68, 72, 78
マグネシウム過剰……………………83
マグネシウム吸収…………………79, 80
マグネシウム欠乏…………………71, 80
マラスムス……………………………31
水………………………………………63
水中毒…………………………………64
水必要量………………………………64
ミネソタ実験…………………………23
ミネラル…………………………61, 148
ミルク-アルカリ症候群………………85

よ

葉酸……………………………41, 44, 50

り

リスクアセスメント…………………123
リスクマネジメント…………………123
流通備蓄……………………11, 13, 148

責任編集者

板倉 弘重	いたくら ひろしげ	茨城キリスト教大学名誉教授
渡邊　　昌	わたなべ しょう	社団法人 生命科学振興会理事長 日本綜合医学会会長
近藤 和雄	こんどう かずお	お茶の水女子大学大学院 生活環境教育研究センター教授

著　者（執筆順）

須藤 紀子	すどう のりこ	お茶の水女子大学大学院 人間文化創成科学研究科准教授
岸　 恭一	きし きょういち	名古屋学芸大学管理栄養学部教授
柴田 克己	しばた かつみ	滋賀県立大学人間文化学部教授
福渡　 努	ふくわたり つとむ	滋賀県立大学人間文化学部准教授
福岡 秀興	ふくおか ひでおき	早稲田大学総合研究機構研究院教授
中村 丁次	なかむら ていじ	社団法人 日本栄養士会会長 神奈川県立保健福祉大学学長
澤田 勝寛	さわだ かつひろ	新須磨病院院長
藤村　 忍	ふじむら しのぶ	新潟大学大学院自然科学研究科准教授
門脇 基二	かどわき もとに	新潟大学大学院自然科学研究科教授

災害時の栄養・食糧問題

2011年（平成23年）11月11日　初版発行

監修	日本栄養・食糧学会
責任編集者	板倉 弘重 渡邊 昌 近藤 和雄
発行者	筑紫 恒男
発行所	株式会社 建帛社 KENPAKUSHA

〒112-0011　東京都文京区千石4丁目2番15号
TEL (03) 3944 - 2611
FAX (03) 3946 - 4377
http://www.kenpakusha.co.jp/

ISBN 978-4-7679-6161-3　C3047
© 板倉, 渡邊, 近藤ほか, 2011
（定価はカバーに表示してあります）

プロスト／プロケード
Printed in Japan

本書の複製権・翻訳権・上映権・公衆送信権等は株式会社建帛社が保有します。

JCOPY 〈(社)出版者著作権管理機構 委託出版物〉

本書の無断複写は著作権法上での例外を除き禁じられています。複写される場合は、そのつど事前に、(社)出版者著作権管理機構 (TEL03-3513-6969, FAX03-3513-6979, e-mail : info @ jcopy.or.jp) の許諾を得て下さい。